王陇德总主编　　健康9元书系列

月子里的日子

——坐月子的学问

王玉环　陈　艳　编著

U0243439

金盾出版社

内 容 提 要

本书第一部分主要介绍母乳喂养的好处;第二部分为产褥期的生理变化;第三部分为新生儿生理特点,及新生儿疾病筛查、听力筛查和预防接种,让读者应付自如;第四部分为新生儿的护理方法;第五部分为新生儿抚触和被动操;第六部分介绍产褥期后母婴健康状况评价的意义和后续指导。

图书在版编目(CIP)数据

月子里的日子——坐月子的学问/王玉环,陈艳编著. -- 北京 :金盾出版社,2012.5
(健康 9 元书系列/王陇德总主编)
ISBN 978-7-5082-7626-7

Ⅰ.①月… Ⅱ.①王…②陈… Ⅲ.①产褥期—妇幼保健②新生儿—妇幼保健 Ⅳ.①T714.6②T174

中国版本图书馆 CIP 数据核字(2012)第 081729 号

金盾出版社出版、总发行

北京太平路 5 号(地铁万寿路站往南)
邮政编码:100036　电话:68214039　83219215
传真:68276683　网址:www.jdcbs.cn
北京天宇星印刷厂印刷、装订
各地新华书店经销

开本:787×930 1/32　印张:3.25　字数:50 千字
2012 年 5 月第 1 版第 1 次印刷
印数:1~50 000 册　定价:9.00 元

编委会

总 主 编

王陇德

副总主编

胡大一　　瞿　佳　　洪昭光　　向红丁

编　委

（以姓氏笔画为序）

王爱华　　向　阳　　余　震　　张文瑾

张秀华　　杨新春　　陈　伟　　陈肖鸣

陈　浩　　姚　鹏　　贾福军　　郭冀珍

高　珊　　麻健丰　　薛　延

序

随着经济的发展,时代的进步,医疗卫生水平的提高,我国疾病谱发生了很大变化,预防为主的观念也在变化。过去讲预防为主,主要是预防传染病,因为传染病是当时居民的主要死亡因素。近些年来,虽然传染病得到有效控制,可是脑卒中、冠心病、高血压、糖尿病等慢性病却成为影响居民健康的主要因素。2008 年公布的"我国居民第三次死因抽样调查结果"显示,脑血管病已成为我国国民第一位的死亡原因,死亡率是欧美国家的 4～5 倍、日本的 3.5 倍,甚至高于泰国、印度等发展中国家。《中国心血管病报告 2010》显示,目前全国有高血压患者 2 亿人,成为严重威胁我国人民健康的主要疾病。然而,我国人群高血压的知晓率、治疗率和控制率仅分别为 30.2%、24.7% 和 6.1%,仍处于较低水平。高血压不仅是一个独立的疾病,也是脑卒中、冠心病、肾衰竭和眼底病变的主要危险因素。高血压患者还常常伴有糖尿病等慢性疾患。

当前,造成我国国民慢性疾病上升的主要原因有:

不健康的生活方式:除了平均寿命延长以外,另一个主要原因就是长期不健康的生活方式。不健康的生活方式助长了慢性病的高发和威胁。很多人长期大鱼大肉,摄入过多的热能,加之不良的生活习惯,如过量饮酒、吸烟、身体活动不足,导致肥胖、血管硬化等。这些都是慢性疾病的主要危险因素。

健康素养水平较低:人民的健康知识并未随着生活水平的提高而增多。中国健康教育中心(卫生部新闻宣传中心)公布的我国首次居民健康素养调查结果显示,我国居民具备健康素养的总体水平为6.48%,即每100人中仅有不到7人具备健康素养。本次调查就科学健康观、传染病预防、慢性病预防、安全与急救、基本医疗5类健康问题相关素养现状进行了分析。结果表明,慢性病预防素养水平最低,仅为4.66%。

养生保健中的误区:由于健康知识的不足,人们在养生保健中的误区也十分常见,如蛋黄里含有大量的胆固醇,血脂高的人群不能吃蛋黄;水果是零食,可吃可不吃;爬山是中老年人最好的锻炼;闻鸡起舞,中老年人晨练好处多等。这些误区不仅起不到保健的作用,而且可能造成对健康的损害。

由此可见,改变人们不科学的生活方式,提高群众的健康知识水平显得尤其重要。金盾出版社邀我组织编写一套防病治病和养生保健类的科普图书。《健康9元书系列》正是秉承了这一使命,将深奥的医学科学知识转化为通俗易懂的老百姓的语言,将科学的健康知识呈现给大家,正确指导群众的保健行为。《健康9元书系列》共50种,编写此套系列丛书的50余位作者中,既有胡大一、洪昭光、向红丁等一批全国知名的大专家,也有活跃在基层医院临床第一线的中青年专家。他们都拥有扎实的医学理论基础和丰富的临床经验。更为难能可贵的是,他们除了做好自己的医疗、教学和科研工作以外,都热衷于健康科普宣传工作,花费了大量的业余时间编写这套系列丛书。这套系列书从常见病的防治到科学的养生保健方法,从慢性疾病的营养配餐到心理保健,涉及面广,实用性强,让读者看得懂,学得会,用得上。希望通过《健康 9 元书系列》的出版,为我国民众的健康知识教育和健康水平的提高贡献一份力量。

中华预防医学会会长

中国工程院院士

2012 年 4 月于北京

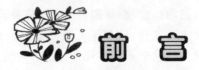 **前　言**

　　经过十月怀胎和分娩的阵痛,一声悦耳的啼哭让你沉浸在初为人母的喜悦中,但是在接下来的日子里,新妈妈总会在传统的坐月子习俗和新式的月子概念中徘徊,很可能会遇到各种各样的问题而不知所措,如何做才是一个称职的和健康的新妈妈呢?本书以小故事的形式,以通俗易懂的语言,对新妈妈的产褥期生理变化、新生儿的生理特点和新生儿护理方法,以及母乳喂养等科普知识进行讲解,并辅以卡通插图,使读者在短短的时间内掌握科学坐月子的理论和方法。

　　本书共分六部分。第一部分主要针对哺乳问题,使读者了解母乳喂养的好处,坚持母乳喂养;第二部分针对产褥期的生理变化,使新妈妈做好个人卫生和生殖健康;第三部分介绍新生儿生理特点、新生儿疾病筛查、听力筛查和预防接种常识,让读者应付自如;第四部分介绍对新生儿的护理方法,让读者得心应手;第五部分介绍新生儿抚触和被动操,以造就一个聪明、健康的宝宝;第六部分是产褥期结束时母婴健康状况评估的意义和后续指导。

　　本书在成书及校稿过程中,得到了温州医学院领导的大力支持和广大同仁的帮助,在此表示衷心感谢!

王玉环

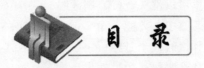

一、哺乳日子里

二、新妈妈生活

五、宝宝健身

六、产后检查

引 子

终于,宝宝平安降生了,在我晋级为新妈妈的那一刻,我哭了,但那是幸福的眼泪,激动的眼泪,骄傲的眼泪!每个人都在恭喜我,大家早早都在产房门口等着我出来。老公在感谢我,爸爸妈妈在安慰我,闺蜜们在祝福我,这让我沉浸在幸福中。虽然此时很疲惫,虽然已经有了隐隐的宫缩痛,但是内心的喜悦仍是难以言表!生命真的是一件特别奇妙的事情!

本以为宝宝出生就可以轻松了,但是疲惫感、虚脱感、宫缩痛在慢慢加剧,加上出虚汗全身不舒服,使我无法好好休息,更无暇顾及宝宝,还好有家里人和月嫂照顾着宝宝。但是,没日没夜差不多每3小时一次的喂奶缺我不可,这把休息不好的我直接抛入了焦虑和矛盾的深渊。一边因为无法照顾宝宝而心生愧疚,一边又因为不得不喂奶而影响休息更加重失眠而焦躁,怎一个"矛盾"了得!

都说新妈妈像母兽,有特别强烈的保护及照看幼崽的心理,这在有着操心命的我身上体现得淋漓尽致!过了两三天,出院回家了,自己的身体也稍微舒适些,于是我就立即主动请缨照看宝宝。但是,我对宝宝发出的信号完全摸不着头脑,感到措手不及。回家第一天,宝宝就给了我一个下马威,一夜都在哭闹。喂奶、换尿布、手忙脚乱、精神崩溃。不仅如此,我这个新妈妈还常常为一些小事情而纠结,如宝宝吃饱了没有,到点了宝宝怎么还不便便,宝宝到底穿多了还是穿少了,等等。而且我又接受不了传统的坐月子习俗,夏天还要穿着长袖长裤,不能看书看电视,不能上网等。原来,坐月子才是新痛苦生活的开始!我除了喂奶就是换尿布,家里人都围着宝宝转,怀孕期间对我的那般关注已经荡然无存,心里空荡荡的。忽然间,我发现自己就是一头单纯的"奶牛"!

老公似乎发现了我的失落,开始有意识地讨我开心,争着干这干那,还安慰我万事只是开头难,艰难的日子总能咬牙挺过去的!我也意识到了自己情绪的反常,意识到了快乐的氛围对宝宝健康的重要性。月子里,在老公的协助下,我不断地与宝宝磨合,很多事情逐渐熟能生巧。是的,我觉得带宝宝也并不是一件难事呀!很快,痛苦和焦虑就被快乐和幸福所取代了!

每个新妈妈在养育孩子的最初阶段肯定都会有艰难的经历,但是呈现和记录的永远是宝宝成长中最快乐的部分。我为自己晋级新妈妈而欢呼!我为我是个称职、健康的新妈妈而骄傲!

一、哺乳日子里

1. 母乳比奶粉好吗

怀胎十月，就要和宝宝见面了，最近我却因为是否母乳喂养纠结不已。还记得已经为人母亲的闺蜜小姿曾信誓旦旦地劝说："千万不要喂母乳，除了夜间喂奶辛苦无法好好休息外，喂奶过后还会双乳下垂，失去了原来优美的身体线条，那就太遗憾了。"闺蜜小慧也曾自豪地说过："我觉得母乳喂养并不见得好到哪里去。我家小宝吃的是配方婴儿奶粉，那小个头长得一个壮实，跟那些母乳喂养的宝宝相比个头足足大了一截!"我本就是个极爱美的女人，虽然为了宝宝可以奉献我的所有，可是听了她们的经验之谈，让原本决定母乳喂养的我动摇不已。母乳还是奶粉? 好难决定啊!

细心的老公发现近日的我有些闷闷不乐，一问之下知道我所郁闷的竟然是这件事情。哈哈一乐："这有什么好纠结的，改天我给你约上我的朋友好好给你上堂课!"行动派的老公立马就约好了他的好友，新生儿科医生小林来家里一叙。坐定后小林正儿八经地给我介绍了母乳喂养的优点(图1)。

0～12个月的婴儿消化能力弱，抵抗力差，母乳

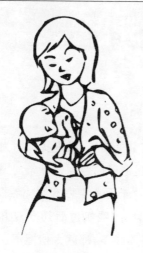

图1　母乳喂养好处多

绝对是最好的食物。母乳不仅容易消化,而且安全,其中的成分还会随着宝宝的成长自动调整,又富含促进生长和抵抗疾病的活性物质。母乳中含有新生儿生长所需要的全部营养成分最适合婴儿机体的需要,最易于小儿消化和吸收,并能诱发良好的食欲,促进小儿的生长发育。母乳中的不饱和脂肪酸含量较高且颗粒小,易于消化。长链不饱和脂肪酸、DHA和花生四烯酸对婴儿大脑的发育非常重要。另外,母乳中特别是初乳中含有大量的免疫活性细胞及多种免疫球蛋白,例如,分泌型IgA、少量抗体及免疫细胞、更多的乳铁蛋白以双歧因子等,可抑制大肠埃希菌、白色念珠菌等有害微生物的生长,可避免小儿受各种微生物的侵袭,还能保护宝宝远离过敏的困扰。母乳中的微量元素如锌、铜、碘较多,尤其是铁元素,含量虽与牛乳相近,但其吸收率却高于牛乳5倍,所以母乳喂养者贫血发生率低。目前发现母乳中的微量活性成分达40多种,无论人工改造的婴儿奶粉如何"高级",都无法与健康妈妈的母乳相比。

另外,母乳喂养还有其他人工喂养无法比拟的好处,例如,母乳可立即喂,省去了配方奶"冲"的麻烦;母乳热度和母体体温一样,刚好适合于婴儿,不同于奶瓶中的奶温热到了某一种温度后却在宝宝进食的过程中又逐渐冷却了;母乳是新鲜的,而牛奶是经过各种加工,许多营养已被破坏,纵使添加了维生素之类,也添加了我们了解有限的激素、酵素之类的添加剂;吸吮母乳的运动,能让宝宝脸部形状更加完美,而吃奶瓶的宝宝却有着长大以后牙齿、嘴颌变型的烦恼。另外,国外的研究还告诉我们,母乳喂养的宝宝患肥胖、高血脂、高血压、肺部疾病等的可能性远远低于喝奶粉的宝宝。

对妈妈们来说,母乳喂养也是好处多多,母乳喂养不但不会使身材走样,反而会刺激垂体产生一种叫催产素的物质,促进子宫收缩,更有利于身材的恢复。另外,只要做好产后锻炼,佩戴合适的哺乳胸罩,断奶后乳房也会基本恢复到原来的形状。通过分泌乳汁,哺育婴儿,妈妈们所消耗的热能及各种营养素增加,对减少母亲的肥胖是起一定的作用。而且喂母乳是一种自然的计划生育,人工喂养的妈妈怀孕的机会2倍于哺乳期的妈妈。可降低哺乳期妈妈患乳腺癌的几率。还能帮助建立母爱,增进母子感情。喂母乳时,母亲与宝宝同时享受彼此身体的温暖,母亲涨奶时自然而然便想起了自己的宝宝,这些都有助于培养孩子对家庭的安全感及体验到伟大的母爱。

不过,如果妈妈确实奶水不足,或者妈妈生病没法喂奶,那么退而求其次,就一定要选择婴儿奶粉了。婴儿配方奶粉以牛奶为基础,但模拟母乳的成分进行了很大的调整,大大降低了蛋白质和钙含量,减少了奶油,又添加了植物油、维生素和无机盐,比普通牛奶更适合1岁以内幼儿的需要。只能说,它的目标在不断地接近母乳,但永远不可能超越母乳。

小林停下来喝了口水:"看吧,母乳喂养有这么多的好处,大嫂你自然知道该如何选择了吧?"我释然一笑:"既然母乳喂养有这么多的优点和好处,我当然选择母乳喂养啦!"老公走过来搂着我的肩说:"老婆,看来这个'奶妈'你是当定啰!"

2. 乙肝病毒携带者可以哺乳吗

就要当爸爸了,陪着老婆感受着她腹中宝宝一天天的长大,我对他或她的降生充满了期待。只是,最近家里却因为将来要不要给宝宝喂母乳的事情泾渭分明,各持己见僵持不下,分成了两大派。小青是乙肝病毒携带者,尽管一直以来的体检肝功能都正常,但是妈妈和爸爸认为肝炎都有传染性,而且现在市面上的配方奶粉各种营养齐全,身边那些吃着奶粉长大的宝宝们一个个都健康可爱,为了从宝宝将来的健康着想,肯定首选奶粉。而岳母和岳丈却认为乙肝病毒携带者传染性低,几乎没听说周围相同情况母乳喂养的宝宝被传染上乙肝,母乳是宝宝最佳的食物,好处多多,自然是选择母乳喂养。我和小青也是困惑不已,难以抉择。

带着这个疑问,我们来到了医院产检中心,笑容可掬的护士带我们来到孕妇学校,学校里的医生老师给了我们一个满意的答复。

乙肝主要通过血液、体液、精液等传播,而宝宝和妈妈之间的传播最主要发生在分娩过程中,是通过母亲的血液、羊水、阴道分泌物等感染,并不是经消化道传染。再者,宝宝整个消化道没有乙型肝炎病毒受体,通过乳汁传播乙肝病毒的可能性很小,只有当宝宝的消化道黏膜损伤时,含有 HBVDNA 的乳汁才可通过黏膜进入血液,引起宝宝感染乙肝病毒。母乳是宝宝最好的天然食品,所以我们不应该剥夺宝宝吃母乳的权力。

听到这里,我举手向医生老师提出了疑问:"我听说乙肝的病情是会发生变化的,而且宝宝有没有口腔溃疡、消化道黏膜溃疡破损什么的有时候家长难以发现,既然乳汁里可能会有少量的乙肝病毒,而且宝宝那么娇弱,哪怕少量的乙肝病毒他们怎么抵抗?为什么我们不干脆选择人工喂养呢?"

　　医生老师接下来的回答彻底打消了我的疑虑：乙肝妈妈的宝宝出生时，就立即注射乙肝免疫球蛋白并且注射乙肝疫苗，所以绝大部分宝宝能获得对乙肝的抵抗能力，而且为了减少乙肝通过乳汁传播的可能性，我们会在分娩前查母亲血清中的 HBV DNA，不必查乳汁里的 HBV DNA。若血清 HBV DNA 水平≥100 000 拷贝/毫升的产妇，应避免采用母乳喂养。若血清 HBV DNA 阴性，不管大三阳或小三阳，乳汁传染宝宝的可能性微乎其微，妈妈们可以选择母乳喂养。

　　但是，当乙肝妈妈们的肝功能检查结果异常，表示病毒正处于活动期，乙肝的传染性大，这时的妈妈无力照顾宝宝，而且疲劳及睡眠不佳会影响其康复；还有宝宝口腔、咽喉、食管、胃肠黏膜等处有破损、溃疡；乙肝母亲乳头破裂，这些情况都应暂时停止母乳喂养。此外，其他肝炎如甲肝、丙肝、戊肝等患者，其乳汁中并未发现相关病毒，在做好个人卫生消毒的情况下也可以给婴儿喂奶，但如果乳头有破溃出血，则应停止喂奶。

3. 糖尿病患者可以哺乳吗

　　儿媳妇已经怀胎 7 个多月了，眼看着肚子一天天像吹气球似地长大，我时常梦见一个白胖的小娃娃喊我奶奶，最后乐得含笑醒来。儿媳妇怀孕这 7

个月，我老太婆也没闲着，变着法子给媳妇做各种各样的营养美食，一天六顿从没落下。因怕她动了胎气，自从怀孕起就没让她那纤纤十指沾过一点阳春水。可是今天儿媳妇和儿子从医院回来带来的消息却把我给搞晕了，媳妇她居然得了妊娠期糖尿病！都说这糖尿病是老年病，我可从来没听说怀孕还能得糖尿病，可别是医院给搞错了？

第二天，我带着满肚子的疑惑陪着媳妇再次来到医院，特意挂了专家号仔细问问。医生看过病历告诉我们，媳妇确实得的是糖尿病，这跟怀孕很有关系，而且我给媳妇吃那六顿营养餐也是原因之一，只是现在儿媳的血糖情况还可以，必须先控制饮食，一个星期后复查血糖情况再决定是否要用药物治疗。医生还仔细地告诉我们能吃什么，不能吃什么。

待医生交代完毕，我忍不住又问了一个问题："这糖尿病会不会影响宝宝将来吃母乳啊？母乳可是宝宝最好的食物！"医生告诉我们："大部分糖尿病的新妈妈们在宝宝出生后血糖很快能恢复或者接近正常，而糖尿病妈妈的血糖虽然不稳定，但其乳汁的甜度也不会造成宝宝得糖尿病的，因此不要轻易停止给宝宝哺乳。即便是进行人胰岛素治疗的患者，因为胰岛素在宝宝的消化道里被分解了，并不会进入宝宝身体而影响宝宝的血糖。但是口服降糖药，特别是服用磺脲类药物会让宝宝容易发生低血糖，所以,喂奶的糖尿病妈妈不要选择口服降糖药。现在还有研究发现,母乳喂养还能推迟下一代糖尿病发生的时间!"

从那以后,儿媳妇过上了啃黄瓜、吃西红柿的日子,一日三餐严格地控制进食量,每天早上晚上吃过饭都由儿子陪着在公园里溜达上 30 分钟。幸好以后复查的血糖都在正常范围。就这样过了 2 个月,一个健康可爱的小孙女诞生了。后来儿媳妇的血糖在生完孩子后没多久也恢复了正常,宝贝乖孙女幸福地喝上了妈妈的奶水。

4. 甲状腺功能异常可以哺乳吗

闺蜜芳芳最近如愿生了一个漂亮的小千金,我们几个朋友相约去探望芳芳和刚刚降世的小宝宝。顺产的芳芳活动自如,精神奕奕,丝毫看不出生过孩子的疲惫,她滔滔不绝地讲述着生孩子的整个经历,让我们这些待字闺中的女生们自然是听得津津有味。突然,在一旁婴儿床上睡得正香的宝宝拉开嗓门哭了起来。芳芳利落地查看了一番,原来是小宝贝饿啦!她熟练地洗手后擦净乳头,很快让宝宝吃上了香甜的母乳。

一旁的玲玲好奇地问道:"你这情况能喂奶么?你不是'甲减'还在吃着药呢?"原来芳芳在遇到她的白马王子之前就已经被查出"甲减",一直吃着药片补充甲状腺素。芳芳一边轻拍着吃得有滋有味的宝宝，一边无比自豪地回答："那是当然！这个问题我早就请教过专业人士哦！母乳具有浓缩碘的能力，"甲减"会影响乳汁向宝宝提供碘，导致宝宝碘的不足而发生甲状腺功能减退，进而波及宝宝脑组织和骨骼的发育。而"甲减"是甲状腺激素分泌不足，患者只要甲状腺功能正常，再加上适当的补充碘，就可以喂母乳啦！"

芳芳给宝宝换了个姿势继续说，"我还从医生那里知道，患甲亢的妈妈们在一定情况下也可以喂奶呢！患甲亢的母亲，其乳汁中抗甲状腺素药物的含量很低，但是生完宝宝后病情会加重，需要加大药物剂量，药物可通过乳汁影响婴儿的甲状腺功能。不过，服用小剂量抗甲状腺药物的妈妈们还是可以喂母乳的！最好要定期检查甲状腺功能，及时调整药量，还要定期检查宝宝的甲状腺功能，保证其正常又不出现甲状腺增大。另外，这些药物的吸收有个高峰期，如果能避开高峰期喂奶那就影响更小啦！"

5. 感冒可以哺乳吗

一个阳光灿烂的下午，几个刚刚荣升妈妈的好友坐在露天茶吧共同分享难得的空闲时光。她们彼此间互相交流带宝宝的各种心得，以及这中间的种种有趣的事情。正聊得开心，晓晓戴着口罩终于到了我们的约会地点。

"你怎么啦?"大家关心地问道。

"最近天气忽冷忽热的,我得了重感冒!鼻塞、流鼻涕,还有咳嗽,现在嗓子都咳得有些哑啦!"

"是啊,光听你那说话的声音就知道你病得不轻,那宝宝怎么样?有没有被你传染啊?你这一病宝宝吃啥啊?"自从当了妈妈,这话题的重心总是离不开宝宝。

晓晓颇感欣慰地说:"还好还好,宝宝没什么,我一开始感冒就去看过医生,要知道感冒主要是通过呼吸道飞沫与接触传染的。母乳本身不会传染感冒病毒给宝宝,与宝宝的近距离接触,如换尿布、抱宝宝等,是传染的主要途径。等到我出现感冒症状时,身体里已经产生感冒病毒的抗体,这个时候给宝宝喂奶还可以把抗体传递给宝宝。医生说,感冒期间,只要没有发热、寒战,只要我体力许可,平时做到戴口罩、勤洗手,还是可以喂奶的,而且还能增强宝宝的免疫力。"

6. 感染了艾滋病病毒可以哺乳吗

在门诊埋头奋战了一天,门外热闹如集市的走廊总算恢复了安静。揉揉酸痛的脖子,许主任端着水杯打算喝口水润过喉咙后,收拾一下准备下班了。这时,一个戴着口罩、大腹便便的孕妇在母亲的陪同下走进了诊室。已经过了下班的时间了,许主任看看手表,再看看病人和家属笼罩着愁云的脸,她重新坐回在诊桌前。

孕妇坐定后,看看许主任,又看看自己的母亲,似乎不知道怎么开口,最终还是孕妇的母亲开口说明了来意:"近段时间我女儿突然总觉得没力气,经常感冒、发热、咳嗽的,用药也很难治好,去医院检查居然发现感染了艾滋病病毒,因为舍不得怀胎6个多月的宝宝,她坚决要留下这个孩子,所以这次来就是想问问接下来该怎么做。"

许主任沉吟了片刻,回答:"在没有治疗的情况下,感染了艾滋病病毒的妈妈大概有1/3的机会将艾滋病病毒传染给小孩,而经过正规的抗艾滋病病毒治疗则能大大地降低传播的几率,所以你们首先要做的就是去疾病控制中心进行正规的抗艾滋病病毒治疗,这些药在我们国家都是免费的。在分娩的时候,为了减少血液等传染的机会,首选剖宫产。宝宝出生之后也要服用抗病毒药物,定期检查。另外,很多研究发现,艾滋病病毒阳性妈妈的奶水中含有艾滋病病毒,除了在分娩宝宝的过程中可将病毒传染给宝宝外,母乳喂养也是艾滋病病毒母婴传播的另一个重要途径,这个传染几率也是1/3左右。所以尽管母乳是宝宝最好的食物,但还是不要母乳喂养,而应选择人工喂养。"

"嗯,谢谢医生,我们这就去疾病控制中心。"

目送着这母女俩离开,许主任暗暗叹了口气"真是个艰难的选择啊,真心地祝福那个宝宝能幸运地躲过艾滋病病毒的袭击,得病的妈妈病情也尽快好起来。"

7. 发热可以哺乳吗

嫂子上个星期添了个男丁,白胖的小东西可忙翻了我们一大家人,每个成员都被分配了为小家伙服务的任务,除了我这个小姑姑,只能看着他干瞪眼。直到今天,我终于派上了用场。今天上午开始,嫂子就觉得浑身发烫,又出不了汗,乳房胀得厉害,一量体温有 38℃,大家不知道该不该继续给小宝宝喂奶,看着嗷嗷待哺的小家伙,作为医生的我自告奋勇地承担起了解决这个问题的任务。

我组织了一次家庭"论坛"。当然我是主角,最后做了总结性发言:"月子里的发热最主要的原因除了感冒,常见的是乳胀。乳胀发热是没有及时排空乳房,导致乳汁淤积引起的。由此引起的体温升高往往不会超过 38.5℃。这情况最好解决,及时排空乳房后体温很快会降到正常。若为乳腺炎,乳房会出现明显的红、肿、热、痛这 4 个症状,乳汁很难完全排空,体温也会升得更高,这时就需要用药治疗了。最严重的就是产褥感染,由于新妈妈们体力消耗较多,机体抵抗力降低加上产道等局部的创伤,细菌病毒等就可经过生殖道引起感染。主要症状为高热、寒战,小腹疼痛,恶露量增多,颜色紫黯,有腥臭味,这种情况就必须住院用药治疗。所以,如果发热了,首先要看是什么原因引起的热,如感冒、乳胀,如果体温没有超过 38.5℃,多喝水,物理降温,还是可以正常喂奶的,但是体温持续高于 38.5℃,像乳腺炎、产褥感染等就必须停止喂奶,还要及时去医院!"

听了我的解释,嫂子和大家一讨论,觉得我嫂子发热还是奶胀所致的可能性最大。嫂子在妈妈的帮助下,慢慢地挤出淤积的奶水,排空乳汁后,嫂子体温也慢慢地恢复了正常,小家伙也满足地吃上了新妈妈的乳汁。

8. 我在服降压药可以哺乳吗

因为工作繁忙,身体一直健康的我并没有按时做产前检查。十几天前,怀孕 8 个月的我突然觉得头晕,头痛,有些轻微的恶心,被老公和家人送到医院急诊,做了各项检查后,我居然被诊断为妊娠期高血压疾病中最严重的一种,叫做"子痫前期"的病!从来身体健康的我血压居然升高到了 160/110 毫米汞柱,宝宝和我都面临着一系列的危险。因为一时的疏忽,疾病已经这么严重,让我们一家人后悔不已。因为宝宝快足月了,医生们很快帮我做剖宫产手术,让宝宝安全地降生到这个世界上,我也平安地度过了手术难关,只是手术后血压依然高出正常值很多,使我不得不服用降压药物。看着早产柔弱的宝宝,该喂母乳还是奶粉成了艰难的决定。

老公和婆婆们忧心忡忡地咨询了为我动手术的医生。医生的话很快打消了我们的顾虑:"目前常用的降压药有利尿药、钙通道阻滞药、β受体阻滞药、血管紧张素转换酶抑制药和血管紧张素Ⅱ受体阻滞药、α受体阻滞药等多种。利尿药已应用了几十年,至今还未见到对母乳喂养宝宝产生损害的报告,但是利尿药会减少妈妈身体内的水分,从而会大大降低母乳的量。钙通道阻滞药可进入母乳,但是硝苯地平、维拉帕米和地尔硫草等进入宝宝体内的剂量较低,一般不会影响宝宝的血压。卡托普利、依那普利和喹那普利这3种血管紧张素转换酶抑制药在哺乳期间使用也是安全的。β受体阻滞药在母乳中的浓度远远高于母亲血浆浓度,会对宝宝造成青紫、心动过缓等现象,所以用药时不建议喂母乳。而其他的降压药目前研究的数据还不充足。现在你服用的是钙通道阻滞药,所以完全可以给宝宝喂母乳,不过出院后要记得自己监测血压哦!"

9. 我在用抗生素可以哺乳吗

我是一个幸运的妈妈,怀孕顺利,生宝宝也顺利,奶水特充足。看着宝宝一天天长大,身为奶妈的我充满了成就感。

可是,生活中总有这样那样的小插曲。前些天不小心受凉后,咳嗽一发不可收拾,吃了不少药,也吃了不少冰糖炖梨,可咳嗽还是没有一点好转,越来越重,而且出现发热,不得已去看了医生。看着手里拿着的消炎药犹豫着,这药能吃吗?宝宝的"吃饭"问题该怎么解决呢??我再次出现在医生的诊室里。

医生看出了我的顾虑,解释道:"如果不是必要的话,喂奶期间最好不要服用药物。对抗生素而言,除了少量的几种药物,各种抗菌药物转移至母乳且通过乳汁进入婴儿体内的量是很少的。目前来说,对宝宝吃奶没有影响的药物主要包括青霉素类、头孢类和大环内酯类(如红霉素、阿奇霉素等)。这些药物对新生儿的毒性小,除了长期大量地使用外,不必停止喂母乳。但在服药期间喂奶时应密切注意观察宝宝的反应;喂奶时间应尽量避开乳汁中药物浓度高峰期,比如宝宝吃完奶后马上吃药,避免在即将喂奶时服药。另外,因为中草药成分复杂,它对胚胎、胎儿生长发育的影响,以及在乳汁里分泌的情况都还缺乏临床试验和临床研究资料,所以喂奶期间并不建议服用民间中药偏方。

10. 多长时间喂一次奶

宝宝没出世以前,以为她的降生是怀孕这个人生大事的终点,可是直到和宝宝正式见了面,我才充分明白了这只是人生最辛苦阶段的开始。宝宝总是在我们意想不到的时候开始哭闹,明明刚刚换过了干净的尿布,吃过奶还没多久,却不时哭闹,时睡时醒,我被闹得手忙脚乱,甚至怀疑是不是我的母乳味道不够好。

在混乱中摸爬滚打了好几个月,我们总结出了经验。在出生后半天内,因为宝宝体内还储存着从母体得来的营养,宝宝常整日酣睡,初次喂奶吃得很少,一般隔 2~3 小时给宝宝吃一顿,且 2 次喂奶中间需要喝点水补充水分。在 2 天到半个月以内,宝宝需要每隔 3 小时喂 1 次,每天喂 7~8 次;15 天以后,一天喂 6~7 次;2~3 个月,每日可喂 5~6 次,每次间隔 3~5 小时;3 个月以上吃奶间隔时间可逐渐延长到 4 小时,每日喂 5 次;8 个月以后,每日除喂辅食外,可喂奶 4 次。

我们还发现,喂养次数够不够并不难判断,吃饱喝足的宝宝能自然入睡,并睡得安宁沉着,一般睡 1~2 个小时以上。宝宝一天尿量的多少也可帮助判断是否吃饱了奶水,基本上宝宝一天至少尿 7~8 次,甚至 10 次以上,每次都湿透尿布。如果奶量不足,尿量也会相应地减少。另外,半岁以内的宝宝每月体重增加 500~1 000 克。如果一段时间内宝宝体重没有增加,说明宝宝这段时间没有吃饱吃好,接下来就要多喂几次！

11. 坐着喂奶还是躺着喂奶

一边是术后虚弱无力的妻子，一边是嗷嗷待哺的宝宝，妻子该采取什么姿势喂奶呀。看着行动不便的妻子，我抱着宝宝在妻子身上比划了半天，急出了一身汗还是没能让宝宝吃上一口奶。

刚好护士来巡房，看到我急得满头大汗，急忙过来帮忙，一下子就让宝宝吸吮上了母乳。她笑着解释说："喂奶啊，姿势多得很，只要能保证宝宝和大人舒适，选择哪种都可以。新妈妈是剖宫产，侧卧式是最适合的。首先让孩子她妈妈侧躺着，头枕在枕头上，然后宝宝侧卧到床上，面向妈妈，身体与妈妈的身体相贴，宝宝的嘴与乳头一样高，下颏紧贴妈妈的乳房，必须保持宝宝的头和颈部略微伸展，以免宝宝的鼻子压入弹性的乳房而影响呼吸，但也不要过度伸展而造成吞咽困难。有时还可以用一只手托起乳房呈锥形，以便宝宝含着乳头。等过几天伤口不痛了，也可以坐着，用搂抱式给宝宝喂奶。这种姿势喂奶，妈妈要托着宝宝的头、肩膀及小屁股，另一只手夹住乳房轻轻碰触宝宝的上唇，等宝宝嘴张得很大时，很快地将宝宝的嘴靠近乳房，让宝宝含住乳头和乳晕，这是最常用的姿势，而且轻松。若妈妈的乳房较大、乳头内陷，可以像抱橄榄球一样喂奶，妈妈根本不需有橄榄球比赛经验,就像在腋下夹持一个橄榄球那样用上肢夹持宝宝双腿位于身侧腋下(若用右乳房哺乳则用右臂)。宝宝上身呈半坐卧位姿势正对妈妈胸前,用枕头适当垫高宝宝达乳头水平。用右手掌托于宝宝头枕部负重,左手像交叉握球环抱式那样以拇指和其余四指张开呈"八字形"贴于右乳头乳晕的上、下方使其成圆锥样向前挺。如果宝宝吸吮能力差或含乳头有困难,可以采取交叉搂抱式喂奶,即妈妈用手掌握住宝宝的头枕部、宝宝面朝哺乳侧乳房,小嘴正对乳头(如果妈妈用右乳房哺乳就用左手从下侧握住宝宝的头枕部),手腕放在宝宝两肩胛骨之间,大拇指和其余四指分别张开贴放在头部两侧的耳后。同时将右手拇指和其余四指分别张开呈"八字形"贴于右乳房外侧,使其成圆锥样向前挺,大拇指放在乳头、乳晕外上方宝宝鼻尖接近乳房皮肤的部位,食指则放在乳头、乳晕内下方宝宝下颌接近乳房皮肤的区域。轻压乳房使其形态利于和婴儿嘴部紧密相贴,然后就准备让宝宝小嘴与乳头乳晕正确地衔接。"

原来喂奶的姿势有这么多可选择,没有统一规范的姿势,只有一个原则,保证宝宝和大人舒适即可(图2、图3、图4、图5)。

12. 没奶水怎么办

好不容易让宝宝吃上了"饭",可小家伙没吸上

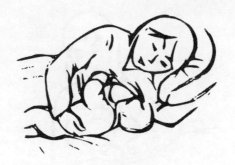

图 2　侧卧式哺乳

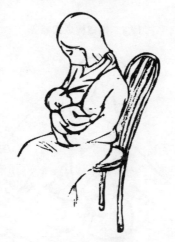

图 3　搂抱式哺乳

一会儿,又开始委屈地哭了起来,一边的月嫂大姐说:"小家伙还没吃够啊,看来你的奶水真的太少了!"

"那该怎么办?要不现在就给宝宝冲奶粉喝?"

"这可得等会儿,这小家伙现在才吸了一侧奶,

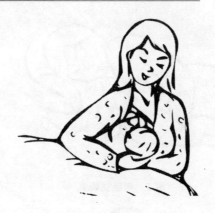

图 4　抱橄榄球式哺乳

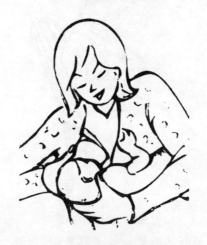

图 5　交叉环抱式哺乳

等会儿换另侧奶吸,若真的不够吃再冲奶粉。要知道,这第一口奶哪怕是小小的一口也决定了她以后的口味呢!急着喝了奶粉就不吃妈妈的奶啦!"

"可是,要是真的没奶水要怎么办呢?"我拿出了十二分好学的精神继续追问。

"这里边学问可多啦!虽说奶水的多少,一部分受妈妈先天条件的影响,但是做到下面这几点也会让奶水多多。第一,要养成定时喂奶的习惯,有规律地让宝宝吃奶,吸吮乳头。第二,奶水可涨不得,每次喂奶一定要把乳房吸空。如果奶水过多或因其他原因不能吸完,可以用吸乳器把多余的奶吸出,每次奶水吸得越干净,越有利于下次分泌。第三,妈妈要保持精神愉快,消除忧虑,有时候心情不好或者一紧张会把奶水给吓跑的!另外,还要让妈妈有充足的睡眠和休息,多晒太阳,多呼吸新鲜空气。第四,要在吃的上面下工夫,多吃些含蛋白质丰富的食物,如瘦肉类、蛋类等,多吃新鲜蔬菜和水果,尤其是要喝易发奶的汤水,如鸡汤、猪蹄汤、鲫鱼汤等,这样奶水一般都不会少的。但是要注意不能太油腻。"

"大姐,你哪来这么多的知识,好专业呀",我好奇问道。"你赶快为我做上又下奶又营养的汤呗!"

月嫂大姐自豪地说"其实,为了干好这行,我特地参加了一些专业培训,并在工作中也积累了不少经验,哈哈!"

呵呵,真是人生处处是学问啊!

13. 奶水太多怎么办

坐完了月子,和别人奶水不够的烦恼相反,我在度过了手术后第一个星期的"少奶期"之后,两个乳房简直就像个24小时自助取奶机,奶水那叫一个充足啊,刚换上的内衣一会儿就被打湿。每当给宝宝喂奶的时候,宝宝就打挺、哭闹,刚把奶头含入口中,很快就吐出来,甚至拒绝吃奶。这时奶水会向外喷出,甚至喷宝宝一脸。宝宝吸吮时,吞咽很急,一口接不上一口,还很容易呛奶。不得已只能挤出奶水放入奶瓶里再喂给宝宝。

特意从外地过来看宝宝的婆婆看到这种情形,乐了:"你这样挤出来也不是办法啊,宝宝不吸乳头,以后奶水会越来越少的。来,喂奶的时候用食指和中指成剪刀样,夹住乳房,让奶水流慢点。"我重新抱过宝宝,照着婆婆的指点,果然宝宝吃得舒服多了。

婆婆继续给我支招:"因为奶水多,可以让宝宝每次只吃一侧的奶,至少在早晨和午后你奶多的时候要这样做。如果2小时之内宝宝又要吃奶,仍给上次他吃的那一侧奶。例如,8～10点只给他吃左侧的奶,10点到正午吃右侧的奶,12～2点再给他左侧的奶。这样会让你的身体记住宝宝对奶水的需求哦,奶水产生也会比较有规律。"

14. 宝宝不吃母乳怎么办

因为宝宝胎位不正,不得已选择了剖宫产生下了宝宝,看着可爱健康的宝宝,再痛也都是值得的。

刚回到病房,护士就告诉我要尽早给宝宝喂母乳。
于是,我忍着肚子刀口的痛,给宝宝喂上了第一餐,
可是宝宝衔着乳头吸了没几下就把乳头吐了出来,
不管我怎么努力就是不肯再吃一口。我委屈地忍不
住红了眼圈哭了起来。

闻声过来的护士知道了缘由,细心地安慰我道:
"别着急,宝宝现在不吃奶,那是因为奶水少,而且刚
出生的宝宝体内还带着来自妈妈的营养,也不会饿。
慢慢来,会好起来。"

"可是宝宝要是以后不吃母乳可怎么办呀?"我
哽咽着问。

"首先,宝宝出生的第三、四天不要用奶瓶喂奶,
因为宝宝从奶瓶里吃奶要比从乳房里吃奶容易得
多,所以他通常会选择一种既容易又省力的方法来
填饱自己的肚子。如果宝宝饿了,渴了,就用小勺子
慢慢地喂奶和水,不要太早放弃喂母乳,哪怕刚开始
没有奶水,也得让宝宝多吸吮乳头,特别是最初 5 天
要喂得频繁些。如果宝宝小手抚摸乳房,不要将她
移开,因为宝宝抚摸乳房也是跟妈妈的一种情感交
流!并且在宝宝出生后一定要和妈妈住在一起,让
宝宝习惯妈妈随时在身边的感觉,这样宝宝就会慢
慢喜欢上妈妈的奶水。"

听了护士小姐的鼓励,我止住了眼泪,决定照着
她的讲解继续努力下去,为了宝宝,我要做一个合格

的"奶妈"!

15. 乳头凹陷怎么办

说起母乳喂养,有一个难题让我纠结不已,因为我的乳头凹陷,曾经在书上看到凹陷的乳头不利于母乳喂养,而这又是个很私密的问题,我不知道该去问身边的谁,该怎么才能解决这个不利的因素。

想了很久,还是决定去医院请教一下专业人士。

检查过后,医生的话让我吃了一颗定心丸,原来,我的乳头只是轻微凹陷,可以自己纠正。首先,要选择大小合适的胸罩,不要让"美丽"禁锢了胸部的活动,加重乳头凹陷。然后,每天坚持乳头牵拉运动,将两拇指平行放在乳头两侧,慢慢地由乳头向两侧外方拉开,重复多次,再将一手托住乳房,另一手的拇指和中、食指抓住乳头向外牵拉,每日 2 次,每次重复 10~20 下。不过,这个运动在怀孕期要特别小心呢,因为乳头的刺激可能会引起子宫收缩,厉害的话还可能会造成流产、早产。所以在怀孕的时候纠正乳头凹陷一旦发生小腹痛或者有阴道流血,一定要立即停止纠正,及时去医院就诊。医生还告诉我,严重的凹陷就只能用手术来帮忙了。现在我已处于哺乳期,可以在哺乳前先将乳头往外牵拉,或用去头的 5 毫升的一次性注射器负压吸引牵出乳头,待乳头隆起后就有利于宝宝吸吮了(图6)。

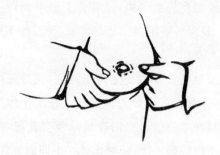

图6　乳头伸展练习帮助纠正凹陷乳头

16. 宝宝不在身边如何保持泌乳状态

时间总是过得飞快,宝宝降生已经1个月多了,再过几个月我必须回到单位上班,因为单位离家很远,所以上班的时间里我不能再照顾宝宝了。很幸运,婆婆已自告奋勇答应在我上班的时间里照顾宝宝。有这么一个"专家"为我解决了照顾宝宝的后顾之忧,我心里踏实多了。可是,另一个难题又浮出水面,虽然到那时候宝宝可以开始吃米糊、鸡蛋等辅食了,但不能完全用辅食代替母乳喂养。若吃不到母乳宝宝体质会下降,影响到宝宝健康生长发育。为了我的心肝宝贝,我一定要坚持母乳喂养。我也知道上班的日子里宝宝势必不能随时吃到母乳,一方面宝宝吃母乳的次数少了,奶水也会慢慢地减少,宝宝不在身边如何保持正常的泌乳状态呢?

婆婆知道后拍拍胸脯自信满满地说:"这好办,

只要你按照我的法子来,保管你上班喂奶两不误!"一开始,我对婆婆的自信将信将疑,最后我不得不佩服她老人家!

原来她的法子就是上班出门前,我得先给宝宝喂饱,再带上装有冰块的保温杯。在工作休息时间及午餐时在单位休息室用吸奶器吸空乳房,差不多每3个小时吸奶一次,把奶水放在不同的集乳袋中,注明吸出的时间,再放到放了冰块的保温杯中保存。婆婆还特意交代,要尽量在固定时间挤奶,因为乳房也有记忆,到了差不多时间奶水自然就会分泌。宝宝吃奶前先用冷水退冰,再用不超过50℃的热水隔水温热。婆婆坚持几个原则:①将吃不完的母乳放在4℃只能冷藏48小时。②若在−4℃冷冻保存期限不能超7天。③冷冻后退冰的母乳只可冷藏。④而冷藏的母乳一旦加温后超过2小时就不能喂给宝宝。

这样做,用不着为我以后上班时宝宝吃不到母乳而纠结了。

17. 我家宝宝应该什么时候该断奶

宝宝已经11个月啦,在过去的日子里,我们经历了各种或大或小的问题,在长辈们的帮助和自己的摸索下顺利地把宝宝健康带大。另外,宝宝一直是母乳喂养,也让我这个妈妈非常有成就感。每当宝宝躺在我的怀里,用我的乳汁哺育着她时,那种母女一体的感觉是那么无与伦比地幸福。可是现在,是不是该断奶却成了最大的难题。宝宝有些挑食,除了母乳也就只吃少数几种辅食,我也知道,母乳的营养成分已经不能满足宝宝成长的需要,可是要断奶的决心总是轻易地被宝宝饿了的哭声打破。如此折腾了几次,一家人都陷入了"是否断奶"这个难题中。

一天,加入了一个妈妈论坛,老公把我们的问题发了一个帖子。很快,我们收到了来自各地妈妈们的回复。其中一位资深网民——现实生活中的营养师的回复让我下定了决心,我要给我们家宝宝断奶了。这位营养师告诉我,母乳虽是宝宝的最佳食品,但是,随着宝宝的生长发育到 4~6 个月后,母乳已经不能完全满足宝宝生长发育的需要了,适时添加辅食对宝宝生长发育非常重要。辅食的种类和数量也应随着婴儿月龄的增长而增加。有人做过粗略的统计,在添加辅食的初期,辅食提供的热能约占全部食物提供热能的 10% 左右;在添加辅食的中期,即宝宝 8~9 个月时,辅食提供的热能约占全部食物热能的一半;在婴儿末期,即宝宝 11~12 个月时,辅食提供的热能约占全部食物热能的 60% 以上,这时给宝宝断母乳已具备了合适的条件。随着孩子日渐长大,对营养的需求量也逐渐增多,原本母乳中所含的蛋白质、脂肪、糖,以及其他无机盐、微量元素已远远不能满足小儿的营养需要。同时母乳的分泌量及营养价值也随着时间的推移而明显减少。国外曾有人还做过研究,如果宝宝母乳哺育 10 个月或更长,那么可能会使部分孩子从婴儿期开始体内胆固醇水平和血压都比较高,在成年后出现动脉硬化的危险就比接受母乳哺育短于 10 个月者要高,进入中老年期后患心血管等方面疾病的可能性也会增大。而且,哺乳期过长而不及时添加其他辅助食物,会使宝宝长期依赖母乳,对其他食物缺乏兴趣,就会造成小儿的营养不良、免疫力下降。有些时候母乳喂养的时间过长,小儿对母亲的过度依恋性越强,甚至会形成任性、怯懦、独立自主能力较差的人格特征。所以母乳喂养以不超过 1 岁为宜,最多延长到孩子 1 岁半。

论坛里的妈妈们还教我如何循序渐进地断奶,参考她们的建议,我们制订了详细的断奶计划。经过一个阶段的努力,我家宝宝终于断奶了!

(陈 艳)

二、新妈妈生活

18. 产后多汗正常吗

大冬天的,我生完孩子第二天却开始经常性地流汗,特别是在睡着时和初醒时,衣服、被子常常被汗水浸湿。是不是"体虚盗汗"? 会不会落下病根?

妈妈知道了就急忙找老中医,而婆婆手中已经提着几贴草药让月嫂给我煎服。这管用吗? 喝了中药还能喂奶吗? 80后的我忽然想到,为什么不赶紧上网查查资料?

经过一个小时的医学网站搜索,我才发现,原来怀孕期间,吃喝拉撒都是"两人份",为了满足宝宝和自己的营养需求,水喝得多,吃得也多。特别在怀孕以后,身体内激素发生了很大变化,其中雌激素、孕激素增加明显,最终导致体内的水分增多。分娩后,随着胎盘的排出,体内雌、孕激素水平很快下降,体内多余的水分和盐分也随之排出体外。

人体排泄水分及盐分可以通过3个途径(尿、汗、呼吸)排出。为了排出身体多余的水分和盐分,出汗起到了非常重要的作用。新妈妈产后多汗,医学上将此种生理现象称为"褥汗",并不是"体虚盗汗",也不会落下病根。褥汗一般持续数天,长则半个月就会慢慢消失,无需特殊处理。在坐月子期间,旧的习俗要关门闭窗,室内的空气难以流通,最终使室内温度过高,加剧了人体排汗。因此新妈妈在月子里,应注意室内空气流通,保持适宜的温度和湿度,勤换内衣,保持身体干爽,避免着凉,谨防感冒。

19. 产后宫缩痛可用止痛药吗

生第一胎时没敢打止痛针,那真是痛不欲生。我本身就是个怕痛的人,生第二胎时,我毫不迟疑地选择了无痛分娩!

果然,生第二胎时候基本不再像第一次那样痛了,宝宝也很健康。可是很奇怪,在生完孩子的第二天,给孩子喂奶时,小腹一阵一阵地疼痛,有时还比较剧烈,我急按床头的呼唤铃要求医生给我止痛。

主治医生仔细地为我做了检查,同时还详细地向我解释。

原来这是正常的产后宫缩痛,尤其多胎产妇及经产妇的产后宫缩痛感会更强烈。在哺乳时,由于宝宝吸吮乳头会引起反射性催产素分泌增多,使产后宫缩痛加剧。产后宫缩痛一般在产后 1~2 日出现,在产后第三天就会逐日减轻,所以完全不必担心。医师对那些痛得影响休息和睡眠的产妇,才会酌情给予温和的镇静止痛药。有时医师建议采取用手掌稍微对小腹施力做环形按摩或热敷小腹部,每次 30 分钟,这样也可以减轻产后宫缩痛。

如果遇到产妇下腹持续性疼痛,并且伴有发热等其他现象,那就要另当别论了,这时应向医生说明,也许是子宫腔内的胎物或积血没有被排干净或感染等异常情况,应该早发现,早治疗。

20. 月子里可以洗头、洗澡、刷牙吗

怀孕后,我走进了理发店,打算减掉我保持了多年的长发。听朋友说,坐月子不能见风,也不能洗头、洗澡。因为我的预产期是 6 月份,那时候已经很热了,无奈之下我只能出此下策。给我剪了几年头发的理发师见我突然之间要剪短发,很好奇问为什么。她知道原因之后就笑我无知,还建议我参加一些孕妇学校或准妈妈俱乐部之类的活动,在那里可学到很多"科学坐月子"的知识。

其实在月子里洗头、洗澡是完全可以的,只要在洗头、洗澡时控制好水温,采用淋浴,及时擦干,合理添加衣物就可以了。

若为剖宫产后,洗头、洗澡一般需要在腹部切口愈合之后为宜,即术后 1 周即可,顺产后一般在产后 4～5 天为宜,此时会阴切口已愈合。遇到其他特殊情况(如会阴伤口过大或出现严重撕裂伤)最好要咨询医生,或采取局部擦洗。

同样,产妇不刷牙也是不科学的。因为生孩子

消耗体力极大,抵抗力差,在坐月子期间,妈妈们往往受到皇后般的待遇,又是大枣、桂圆,又是鸡汤的,并且以甜食为主。妈妈们每天吃进较多的各种营养物质,而且吃了就睡,如不注意漱口刷牙,便会助长口腔病菌的繁殖,发生口腔疾病。所以应该在每次进食之后都要用清水漱口,并且要坚持每天早晚刷牙。牙刷最好选用舒适的软毛牙刷,用温水和普通牙膏刷牙便可,每次刷牙不少于3分钟。过去,有不少妇女盲目信奉"老规矩",月子里不刷牙,结果坐一次月子,毁了一口牙。

21. 产后恶露多久才能干净

可能很多人对"恶露"这个词非常的陌生。从字面上完全无法理解它的意思。其实恶露就是产妇分娩后,从阴道排出子宫内的残余物质。

恶露分为3种,根据出现的时间分别是:

(1)产后第一周,恶露的量比较多,颜色鲜红,含有大量的血液、小血块和坏死的蜕膜组织,称为红色恶露。

(2)产后1~2周内,恶露中的血液量减少,较多的是坏死的蜕膜、宫颈黏液、阴道分泌物及细菌,使得恶露变为浅红色的浆液,称为浆性恶露。

(3)产后2~3周内,恶露中不再含有血液了,但含大量白细胞、退化蜕膜、表皮细胞和细菌,使恶露变得黏稠,色泽较白,所以称为白色恶露。即从红色到浅红色,再到白色,量从多变少,直至消失。

每个产妇排净恶露的时间都不同,个体差异较大。剖宫产妈妈恶露持续的时间比阴道分娩要长,正常情况下一般持续 4 周～6 周,少数也会持续 8 周左右,总量为 250～500 毫升。

恶露是每个产妇生完孩子之后的正常生理现象,只要注意以下几点就好:

(1)仔细观察每次恶露的色、量、质。如发现异常(如恶臭,量突然增多,伴有腹部疼痛,恶露中夹杂胎膜样等组织),及时就医。

(2)使用柔软的卫生巾,特别要注意清洁和及时更换。

(3)在注重休息的同时,提早下床走动,加速恶露排出。

(4)注意保暖,忌食辛辣,多补充维生素等营养物质。

22. 产后什么时候来月经

我家宝宝 6 个月了,我的月经还没有来。做女人的,来月经或不来月经都烦恼。我的一个闺蜜剖宫产后 6 个月,情况与我相同,产后一直没来月经,可忽然怀孕了,结果做了人工流产。我的姐姐产后 2 个月即来月经,且很有规律。那么,我产后已 6 个月了还没来月经,会不会也怀孕了或内分泌失调?

碰巧我妈来看小宝宝,我不失时机地向妈妈问起产后月经之事,她对我说,喂奶的妈妈不来月经很正常呀,没来月经就不会怀孕,以前我们农村妇女害怕再怀上孕,就一直给孩子喂奶,喂奶都喂到小孩1周岁半。

我妈是一个地道的农村妇女,也没有读过多少书。我能相信她的话吗?我的闺蜜也喂奶,可怎么没来月经就怀孕了,而我姐怎么照样来月经,我还得到医院问问医生,千万不要耽误自己的健康。

医生为我详细地讲解了有关产后月经的问题。

原来,产后月经的恢复,个体差异较大。一般不喂奶的产妇可在产后6～8周恢复月经,喂奶的产妇月经恢复较晚,甚至整个哺乳期都不来月经。因为产妇喂奶时,婴儿吸吮乳头的刺激能反射性引起脑垂体不断释放泌乳素抑制卵巢排卵而不来月经。但是用哺乳来达到避孕目的并不可靠,因为产后1个月内这种反应最强,到产后3个月左右,反应逐渐减弱,对排卵的抑制逐渐解除而恢复排卵,复经前若有排卵就有可能受孕,所以从产后3个月起就应采取有效的避孕措施。我心里咯噔了一下,因我在哺乳期一直没有采取避孕措施,会不会中"奖"呢?还好,医师为我做了妇科检查未发现异常,为了避免漏诊,还建议我做一次血或尿妊娠试验。我选择了抽血,哈哈！结果一切正常。不过接下来的日子，我不管是否来月经都要避孕哦！

23. 产后什么时候开始过性生活

不少产妇在产后经过一段时间的调养，会阴伤口早已愈合，但在首次性生活时，还会出现伤口裂开、出血，原本好端端的片刻欢愉，一下子变成了无言的痛楚。从腹中开始孕育小宝宝到小宝宝呱呱落地，夫妻间恩爱温存的机会便少而又少了，那么，什么时候可以重拾闺房之乐呢？

妇女从受孕到分娩，身体各器官都有很大变化，产后要经过一段时间才能恢复。正常的妇女，在产后4～6周内应避免性交。一般妇女在产褥期过后进入哺乳期，即可恢复正常的性生活，但要注意：

(1)会阴切口已愈合。

(2)恶露已干净。

(3)若产妇患有贫血、营养不良或阴道、会阴部感染时，均会延迟会阴伤口的愈合，性生活时间应适当延迟。

(4)由于丈夫在妻子妊娠期、产褥期禁欲时间较长，一旦恢复夫妻生活，往往动作较为激烈，这样是很容易引起会阴组织损伤、出血。因此首次性生活时，丈夫动作要轻柔，行房时应温柔缓进，一旦在性生活过程中或性生活结束后发现阴道出血，应立即就诊,不要因"难为情"而自己草草止血了事,以免延误治疗。

(5)最好在开始时使用避孕药膏或油脂等润滑剂来润滑阴道,以顺利进行性生活。

(6)每次过性生活的时间不宜太长,以免影响妻子休息及消耗过多精力。每次性生活以 20～30 分钟为宜,要多施爱抚行为。

(7)哺乳期母亲要给婴儿喂奶,大量营养物质通过乳汁喂给婴儿,热能消耗很大,理应好好休息。所以,为了母亲的身体健康及婴儿的生长发育,性生活不要过频。一般情况下,每周过性生活 2～3 次,或者每周性生活 1～2 次更适宜。

(8)丈夫在过性生活时要注意保护妻子的乳房。因此时的乳房经常充盈大量奶水,如果受压,会导致乳房疾病,给大人孩子造成痛苦。

(9)产后开始行房事,必须采取避孕措施。

24. 产后怎样尽快恢复苗条

很多人都羡慕我的身材,甚至生完我家千金之后,依旧是被羡慕的对象。无论是年轻姑娘还是身为人母的女人,她们经常向我了解如何恢复良好的身材。

其实并不能说我完全恢复到了原来的身材,毕竟怀孕期间体重和其他生理上的变化都是非常巨大的,生完孩子真的很难完全恢复到原来的水平。像一些明星,产后依旧保持傲人的身材,我想,也许她们是用一些"极端"的手段来快速瘦身,毕竟她们从事的职业与身材关系密切。

我还是用一些健康的,自然的方法进行身材的恢复,这点也是我一个学医的朋友推荐的。她的中心思想就是,越自然,越值得提倡。就拿生孩子来说,能顺产,就不要选择剖宫产。

首先,怀孕期间一定要注意饮食,不要什么都吃,乱吃,狂吃,否则会影响到产后身材的恢复。那些生怕孩子营养不足,把自己当成饭桶来塞的人,结果体重在怀孕期间飙升,其实过度的营养摄入不仅对孕妇自身不好,对孩子的健康也不利。普通体重的准妈妈们,只要怀孕期间比原来体重增加值控制在 10～14 千克,就是一个比较合理的体重。

除此之外,运动也是非常重要的。我是顺产,在顺产第二天就开始下床活动了,当然第一次活动只有几分钟,后来每天增加活动量,慢慢地整个人的精神状态和体能的恢复都非常快。产后第 10 天即开始做产后保健操,买个光盘跟着学,也不用特意到健身馆去,基本上都能达到比较好的效果。千万不要为了快速燃烧脂肪而做剧烈运动,那样很容易虚脱,以做完操后不感觉到特别累,无呼吸急促和大汗淋漓为宜。

饮食上也要控制,但不能过度节食。因为过度节食会使机体的新陈代谢率降低,最后并不是减去脂肪,而是肌肉流失,体力也会因此下降,甚至会造成子宫脱垂等不良后果。同时也使乳汁的分泌,宝宝健康和营养也受到影响。哺乳妈妈饮食更应力求清淡、低脂、优质蛋白,确保基础营养,谢绝零食,补充维生素和无机盐,尤其要补充铁和钙,防止骨质疏松。

月子过后,经常性地做户外活动也非常重要,不仅身体得到运动,更重要的是心理上的一种愉悦。

25. 新妈妈为什么特别焦虑

小生命降临人世,家中老小都很高兴,我却感受不到这份快乐。我是个完美主义者,生孩子对我来说是人生中的头等大事。我在怀孕之前就非常注重身体保养,自己和老公的吃喝就特别注意,还每天健身。怀孕后我妈就特地搬过来住,照顾我的饮食起居。老公是家中独子,我腹中孩子就特别的精贵,什么事都马虎不得,全家人的精力都集中在了我一个人身上。我在怀孕期间就学习各种育儿知识,早教知识,饮食之道。

可是孩子降生之后,遇到的种种状况远远超出了我的想象。虽然很多事在书中见过,但在实际碰到的时候总是感觉自己什么事都处理不好,特别在看护宝宝的事上,老觉得含在嘴里怕化了,捧在手里怕摔了。

现在宝宝还小,每天睡眠、吃奶也不规律,我每天被她折腾,体重一下子就掉了下来,精神差,失眠,常常自责,还经常犯错误,奶水也不充足了。难道我像书上说的那样,得了产后抑郁症?

老公也看出了我的心事,一直安慰我,可是都不见好转,情况反而越来越严重,家人劝我去医院,如果真的是产后抑郁,那一定要抓紧治疗。

到了医院,果然被诊断为产后焦虑,而不是抑郁症。典型的症状就是:情绪沮丧、焦虑、失眠、食欲下降、易激怒、注意力不集中等。医生为我分析说,很多新妈妈虽然在产前做了充足的准备,但是在生完孩子之后,还是很难适应母亲的角色。社会的方方面面因素都会影响到心理。更重要的是,在怀孕前后,体内的激素水平有很大的差别,激素也会影响个体的情绪。而我属于完美主义者,更容易发生产后焦虑。

面对我这样的情况,首先要放松心态,别把宝宝看成是"玻璃",一碰就碎。宝宝虽然天生娇嫩,但是也有他们自身的抵抗力。例如,宝宝天生骨头柔软,并不像我们看到的那样一不小心就会骨折。感冒发热也是建立强大的自我免疫能力的一个必经的过程。其实只要正常照顾好小孩,绝大部分宝宝都会健康地成长。另外,医生建议我也要经常出去社交,不要让自己的生活完全局限在"妈妈"的角色,应该有自己的朋友,有自己的工作。听听音乐,运动运动,看看书,找人聊天,进行良好的心理疏导都有助于心理上的放松。

如果这样做都仍然还控制不了,那再考虑进行药物干预。

经过医生的帮助,我现在心态调整了很多,陪着宝宝每天快乐地成长,而不是担心宝宝每天遇到的"危险",更不会斤斤计较宝宝或家人犯的"错误",也不会无缘无故地伤感起来,睡眠质量好了,吃得多了,体重也正常了,奶水也充足了。我每周都带着宝宝参加姐妹们的聚会,或看看电影,读读书,一下子什么事情都顺顺利利,我终于开始享受做妈妈的快乐了!

三、宝宝健康常识

26. 宝宝皮肤发黄正常吗

我家宝宝生下来皮肤粉嫩粉嫩的,但到了第三天开始脸色微微发黄并逐渐明显。有人说宝宝皮肤发黄是正常的,每个孩子都有这种现象,过几天自然会好。但却又有人说皮肤发黄是病,肯定要治,不治孩子就会变傻。有人又说皮肤发黄一定要放到医院的紫外线灯箱里照才管用。老一辈的人说皮肤发黄是孩子上火,喝点草药降降火就行。作为新当妈妈的我,到底该怎么办啊? 咱可只有一个心肝宝贝啊,咱们等不起,也试不起啊!

宝宝出生几天后出现皮肤发黄,其实是新生儿黄疸。

新生儿黄疸是指新生儿时期,由于胆红素代谢异常引起血中胆红素水平升高而出现于皮肤、黏膜及巩膜黄疸为特征的病症,有生理性和病理性之分。

新妈妈如何判断是生理性黄疸还是病理性黄疸:

第一,看黄疸的出现和消退时间。一般生理性黄疸,出生后3天出现,1周消失,最迟不会超过1个月,早产儿持续时间较长。但病理性黄疸出生后1天之内就会出现,并迅速加重,而且消退非常慢,甚至1个多月都消退不了。或者逐渐消退以后又加重。

第二，看黄疸的程度和黄疸的颜色。生理性黄疸，皮肤是浅浅的黄色或者是浅柠檬黄色，巩膜轻微黄染，但是这个黄染一般局限在面部、躯干部，一般不过膝、不过肘，而且大便颜色是黄的，小便尿黄的尿布用洗衣粉可洗去。病理性黄疸，皮肤颜色黄得比较深，往往呈橘黄色或者是金黄色，而且黄疸会过膝、过肘，有时候手心、脚心都发黄，巩膜颜色黄得非常重。小便尿黄的尿布用洗衣粉很难洗掉，有时候大便颜色呈白陶土色。

第三，看孩子有没有病史。一般来说，孩子在妈妈肚子里面的时候妈妈没有特殊的疾病（如血型不合），孩子出生之后没有窒息或严重的感染，也不是早产、低出生体重等特殊的病史，出现黄疸往往是生理性黄疸。

对于生理性黄疸不需要特殊处理，尽早开奶有助于黄疸的消退。若是病理性黄疸，必须尽快到医院检查治疗。特别需要注意的是：如果宝宝特别哭闹、精神萎靡，尤其出现了双眼往一个方向凝视，惊叫或者抽搐，要立即到医院就诊，防止核黄疸的出现。

如果纯母乳喂养的孩子出现黄疸，症状轻，但持续3～4周还不退，也可以尝试停3天母乳喂养，改喂奶粉。若黄疸消退，证明是母乳性黄疸，可恢复母乳喂养,若再次出现轻微黄疸,就不必暂停母乳喂养。

27. 宝宝听力筛查没通过就是不正常吗

我是个80后的新妈妈,宝宝生下来非常逗人喜爱,可把我乐坏了。虽然分娩时很辛苦,但是看到我家宝宝胖嘟嘟的样子,什么痛啊,苦啊都不算什么。只要我家宝宝能健康,做妈妈的付出多少都值得!可是还没享受够喜悦,中途竟然发生了一个小小的意外,幸好是有惊无险。

那天,宝宝被护士抱去做新生儿听力筛查,很久没回来,后来老公跑过来,支支吾吾地告诉我,宝宝听力筛查没有过。竟然没有过!天哪!虽说是右耳没过,左耳正常,但是这样会影响孩子一生的。老公安慰我说,篮球明星姚明也是有一只耳朵有问题,人家照样成了NBA的巨星!但是我宁可我宝宝做个平平凡凡的人,也想她健康。

幸亏我读的是医学院,但是我悲催的是学药的,凭着当年一点点的医学基础,我先自学吧,看看我家宝宝的耳朵患病轻重程度。不看不知道,一看有门道。

原来听力筛查之所以叫"筛查",是因为这不是一个诊断性的检查,听力筛查未通过,并不能说明宝宝没有听力,因为50天内的婴儿耳道可能还有分泌物,但应引起重视,特别是新生儿有异常情况,3个月时应做进一步听力诊断检查,到时候才能确定。所以筛查结果只会写:"阴性"或"阳性","通过"或"未通过"。

　　爷爷奶奶更着急,只能给予通俗的解释才会明白。我告诉他们,人听声音就和通电话相似。打电话听不到说话,一种原因是话筒被捂住,听不清;另一种可能是电话机本身坏了,所以没办法通话;第三种情况是电信局那边出了故障,电话也是打不通的。听力筛查不通过,有可能是测试的时候,宝宝的耳道有胎渍堵塞了,就如所谓话筒被捂住,这是很容易解决的事,过段时间待胎渍被吸收或被排除再测就能过了,所以新生儿听了筛查没通过不一定不正常。令人担心的是新生儿听力筛查没通过且听力诊断异常。较常见的听力异常原因是耳朵本身的问题,比如耳蜗发育不良,这就像电话机坏了,如果早期发现,可以通过佩戴助听器或装人工耳蜗,加上语声训练而获得功能改善,否则就会遗留所谓"一聋三分傻"的结局。另一种原因是听力中枢神经异常,这就像电信局出问题一样,当今的医疗技术还没法治疗和干预,不过发生极其罕见。

　　还没过完月子,老公就急着到医院复查,没过多久,老公抱着宝贝屁颠屁颠地跑回来,咱家宝宝过了新生儿听力筛查! yeah! 太开心了! 我家宝宝又是个健康的小宝贝了! 当时我抱着宝贝,老公抱着我,我和老公都开心地哭了起来! 不要忘了,赶紧打电话给长辈吧。

28. 宝宝疾病筛查异常就是有病吗

今天接到医生的电话,知道了宝宝新生儿疾病筛查结果的异常,真是晴天霹雳啊!

"我和老公身体都非常健康,怀孕前我们更加注意身体保养,注意饮食营养,每天运动,老公还把抽了 10 年的烟给戒了。我怀孕期间还特地搬到乡下外婆家静养。吃的都是自己种、自家养的土货。怎么宝宝还会有问题呢?"

医生慢慢安慰我,向我解释道:

首先,新生儿疾病筛查是指先天性甲状腺功能减退筛查(简称甲减、CH 筛查)和先天性苯丙酮尿症筛查(简称 PKU 筛查)。筛查异常不一定就是有病,需要进一步复查。为了对宝宝健康负责,医院都会通知家长。只有确诊实验结果才能作为确诊的依据。

听了这些,还是心里不安,万一得了这病,我可怎么办啊?

医生又给我解释,现在医学很发达,之所以要筛查这些疾病,是因为有干预这些疾病的好办法。早发现、早干预,正确干预之后会大大改善,甚至让孩子和正常小孩一样生长发育。

先天性甲状腺功能减退的婴儿,如能在出生 3 个月内得到确诊和治疗,80% 以上的孩子智力发育正常或接近正常。先天性苯丙酮尿症的婴儿,如能在生后 3 个月内开始进行低苯丙氨酸饮食治疗,其智力发育大多在正常水平以上,3 个月至 1 岁开始治疗,其智商(IQ)多在 60 以上(IQ90 以上为正常),如婴儿于 1 岁才后开始治疗,那 IQ 往往在 60 以下。

所以,既然遇到这样的问题,还不知道是什么原因造成的,一定要先确诊。

好吧,什么都不想了,马上带上宝宝到医院,早发现、早治疗,愿我宝宝一切平安。

29. 宝宝吐奶正常吗

闹闹是我们家的第一个孩子。之所以叫闹闹,因是男孩子,很会吵,个性很强。说他个性强,第一点就是"嫌弃"我的奶!一不留神吐你一身,气坏妈妈,这孩子都不知道妈妈的奶可是血做的噢。

我和老公都是大学毕业工作他乡,没有长辈指点,所以只能请教身边的姐妹。

原来小孩子刚开始都会"嫌弃"妈妈的奶水,基本没有一个不吐奶的,只是我孤陋寡闻。学姐告诉我,她家球球刚生下来也一样,因为孩子刚生下来,什么都嫩,肠胃功能也不好,吐奶是正常的,随着宝宝的长大,慢慢就会不再吐奶。学姐还说她妈是大夫,说的肯定比她好。

当天晚上,我迫不及待地打电话给学姐的妈妈。阿姨问完了孩子的情况,笑着让我别担心,深入浅出地解释了吐奶发生的原因。其实孩子的消化道就是个像有很多门和房间的管道。奶水先是通过食管到

达胃部,再进入肠道,才能让宝宝吸收。其中胃这个
"房间",呈水平位,加上食管、胃之间的"门"没关好
(即贲门相对比较松弛),就会让吃进去的奶反流出
来。什么原因不用去探究,最主要的是要看这样的
吐奶是否生理性吐奶。正常新生儿一天可有 1～2
次吐奶,宝宝一般情况良好,呕吐物只是奶或者奶
块,不含黄色或者绿色液体,吐奶后仍要吃奶;宝宝
体重正常增长,不伴有发热、黄疸、腹胀、精神疲惫等
异常情况。若吐奶频繁,或同时伴有腹胀、腹泻、发
热等症状,应及早看医生,尽早排除病理情况。

那如何减少宝宝吐奶呢?

喂奶时一定要让宝宝含住整个乳头和乳晕,尽
可能减少空气吞入胃内,喂完奶水后可竖起宝宝,轻
轻拍打宝宝的背,让胃里的空气排出后再躺下,宝宝
也就不容易吐奶了。当然怎么躺也有学问,要让宝
宝微微斜躺在床上,最好趴着,因为趴着是最自然的
一种姿势。还有就是要靠右侧躺,这样奶水更容易
进入到肠道,也会有效地防止吐奶。若需换尿布时
动作不要太大,不要让宝宝因过大改变的体位而发
生吐奶。

后来,我用了阿姨的方法,还真有效!虽然偶尔
也会吐奶,但是真的变得越来越少了。

30. 宝宝来"月经"正常吗

月经,每个妈妈都不会陌生,每个月基本都会见

上一次面。可是刚生下来的女宝宝也有"月经",这是不是太恐怖了?

家长肯定会被吓一跳,有的会以为女宝宝哪里发育异常,或者是凝血系统不好,导致出血。

其实这种月经并不是病。医生管这个叫"假月经"。原因也很简单,解释一下,大家就不会有什么担心的了。

妈妈怀孕之后的一个很大变化就是体内激素的变化,特别是雌激素会持续增高,在怀孕后期达到高峰。在宝宝出生以前,妈妈和胎儿是一体,很多物质都会相互交换,因此妈妈体内的雌激素增高了,必然胎儿体内的激素也会升高。如果你怀的是千金,宝宝出生前,在子宫里获得妈妈的雌激素,子宫内膜便会因为雌激素而增生。出生后,女宝宝从妈妈身体获得雌激素的来源中断,体内雌激素浓度会突然下降很多,一般在 3～5 天内就可以降到很低的程度,雌激素使女宝宝生殖黏膜增殖、充血的支持作用也就中断了。于是,原来增殖、充血的子宫内膜就随之脱落,女宝宝的阴道里就会排除少量血液和一些血性分泌物,看起来好像是来了"月经"。

这种"假月经"出血量很少,有时还有白色分泌物自阴道口流出,很像"白带",但基本上宝宝不会有任何不适,而且量也不多,一般经过 2～4 天后即可自行消失,无需就医。对于阴道流出的血液和分泌物,可

以用消毒纱布或棉签轻轻拭去,但不能局部贴敷料或
敷药,这样会引起感染。但是,我们也要多留个心眼,
不是所有的阴道都是"假月经"。如果宝宝的阴道出
血量较多,持续时间较长,则需及时去医院诊治。

31. 宝宝免疫接种有用吗

小时候,刚记事就知道,每隔一阵子,就要被老
妈带到一个很远的地方,在手臂上打上一针,最后给
颗糖。因有糖吃,打针的痛也只好忍忍了。

现在自己做了妈妈,才知道这针是疫苗接种。
都说疫苗怎么好,打了小孩子不生病,可是我孩子本
来就没病,非得打吗?而且自己也知道打针对小宝
贝来说是多么可怕的事,他一哭,我心也疼啊!再说
宝宝刚生下来就要打针,小手还没有我两根指头粗,
万一损伤到血管、神经或骨头什么的,怎么办啊?而
且报纸上时而有打疫苗针的负面报道。

今天社区医院有一堂接种疫苗的讲座,开讲座
的是大医院的主任。机会难得,月子里的我只好让
老公去代听,回来报告。

老公生怕回来汇报不全而挨批,聪明的他给我
带来了主任的讲座录音。原来疫苗接种可预防许多
疾病,甚至某些疾病终身不患。计划免疫接种还是
国家法律规定的,每个孩子都得接种。

其实疫苗种类有许多。在新生儿期接种最主要
的疫苗是卡介苗和乙肝疫苗。当然,疫苗注射也有

一定风险,但是随着疫苗的安全性越来越高,风险的几率基本上是微乎其微!而且疫苗接种的不良反应也不多见,主要为体温轻微升高而已。

现在国家规定了儿童计划内免疫,预防的疾病包括:结核病、脊髓灰质炎、麻疹、百日咳、白喉、破伤风、乙型肝炎。而且还有计划外的其他疫苗可以供家长选择,根据各地流行病的不同进行选择。所有的疫苗都要在正规医院注射,由护士进行正规操作,这样也保证了注射的安全性和有效性。

为了宝宝健康成长,接种疫苗是不是多多益善?答案是否定的,如果过多地注射疫苗,有时反而会使免疫力降低,甚至无法产生免疫力,医学上叫"免疫麻痹"。科学的免疫接种应是既不漏打、少打,也不重打、多打。通常情况下,一人一次最多可以接种2种疫苗,而且应当接种在不同的胳膊上。

老公还为我带回来了一张免费的计划免疫接种表,以后我们可以根据这个表上的提示到社区医院进行注射,而且有的疫苗是需要定时连续注射才有效果,靠我们的脑子肯定记不住,多亏了这张表。

32. 宝宝睡觉时出现惊跳正常吗

今天是宝宝从医院回到家的第一天,全家人都为这个新成员的到来而高兴。宝宝天生娇嫩,生怕宝宝受到惊吓,我立即向全家人员宣布早已定好的"3轻"原则,即走路轻,关门轻,说话轻。当我刚宣布完毕,熟睡的宝宝突然四肢上抬惊跳了一下,我的脑袋也轰了一下,这是这么回事呢?抽筋?缺钙?

我立即拿起电话咨询我的好友中的一位新生儿科医师。她详细询问宝宝出现惊跳时的动作和住院期间无异常情况后向我解释:这种现象叫做"新生儿惊跳"。由于新生儿神经系统发育不完善,受到刺激引起的兴奋容易"泛化",凡是大声、强光、震动,以及改变他的体位都会使小儿惊跳起来。新生儿受到强刺激而惊跳表现为四肢向上抬起,又很快缩回,有时还会啼哭,手的动作与哭声又加重惊吓程度而哭得更凶。有时声响和震动都不大而距离较近时,也会出现这种惊跳。这种现象称为拥抱反射,到3~4个月时才慢慢消失,属正常现象。家长完全可以放心,新生儿惊跳对脑的发育没有影响。

不过也要注意区分"惊厥"和"惊跳"(图7)。若宝宝出现过度兴奋、尖声啼哭,甚至出现两眼凝视、震颤及不断眨眼,口部反复地做咀嚼、吸吮动作,呼吸不规则并伴面部、口唇发绀,面部肌肉抽动,四肢抽搐等反应,可能是发生了"惊厥",那就是大问题了,要赶紧送医院。

我们了解以上情况后就知道新生儿惊跳和惊厥不是一回事,惊跳不是病,是一种正常的生理现象。

33. 宝宝大小便正常吗

对于很多新妈妈和新爸爸来说,刚刚来到世界

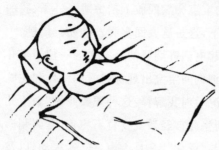

图 7　宝宝睡觉时出现
惊跳是正常生理现象

的宝宝可以是个"大玩具",给家庭带来无数的快乐,但时常也是个"大麻烦",因为宝宝很多方面都是和大孩子不一样。他们刚开始只吃奶,他们不会说话,他们随时可以睡,随时可以醒,他们有时哭,有时笑,摸不着头脑,就连他们的大小便也是很特别。

说起大小便,这里还真是很有门道。医生往往说大小便是观察新生儿的一个重要指标。各位新妈新爸都应该像侦探研究犯罪证据一样研究宝宝的大小便,从而知道宝宝是否健康。

小便稍微简单一点。新生儿可能在分娩时就会有小便排出,一开始宝宝的第一次小便颜色都会比较深,一次也就 10~30 毫升,量很少,而且第一天排尿一般也就 2~3 次,有时在尿布上看到淡红色,会误认为血迹,而实际上是因为尿液浓度过高(内含尿酸结晶)所致,不必担心。随着母乳喂养的开始,宝宝的尿量和频率都会开始增多。到后来,可以用"溃坝"来形容,时不时就要来个惊天大哭,咱就赶快换尿片吧,一天 10~30 次都是正常。如果发生长时间的少尿、无尿,就要考虑宝宝吃奶不够或脱水了。

和小便相比,大便更是值得"研究"的。宝宝生下来的第一天,我们就可以看到传说中的"胎便"。胎便是深褐色或者墨绿色的,而不是我们经常看到的"金灿灿的"便便。因为"胎便"相当于肠道大清理的产物,肠道一次大扫除完毕,把该排出的都排出了,接下来就能正常排便了。万一 36 小时内宝宝都没有排出"胎便",又哭又闹,腹部鼓鼓的,那就得赶紧检查,看是否有先天肛门闭锁或其他肠道畸形。

新生儿在吃奶之后,排便一开始会增多,一天数次,有的在吃完奶之后,肠蠕动增加,马上会排便。1~3 个月后排便可能减少,1 天一次或者 2 天一次,但是只要大便颜色金黄,而且是软的,宝宝也没有哭闹,那就没有什么问题。吃奶粉长大的宝宝可能排便频率会减少,也是正常表现。

还有以下情况要注意:

(1)如果大便变稀,水样或蛋花汤样,甚至有血色,并伴有各种臭味,那基本上是得了肠道疾病,得赶紧看医生。

(2)如果大便发绿,呈黏液状,频率和量都减少,那可能是宝宝没吃饱,这种大便叫做"饥饿性大便"。

(3)大便如果发酸,那是糖分摄入过多,妈妈要注意少吃淀粉和糖类,减少母乳中糖分的含量。

（4）大便如果味道越来越臭，接近成人大便的臭味，那就是蛋白质摄入过多，妈妈也要减少每天肉类和蛋类摄入的量。

（5）如果大便变白，那有可能是肝脏和胆管畸形等疾病，需要立即就医。

（6）其他异常现象，同样也要及时到医院诊治。

希望每位新爸新妈都能成为一名细心的"厕所大侦探"，及时发现宝宝身体发出的警报，让宝宝健康成长。

34. 宝宝心脏有杂音正常吗

昨天，我们盼望已久的宝宝终于顺利出生了。

妻子指着宝宝高高的鼻子的说像我，帅！嘴巴小小的像她，靓！正在我们夫妻俩幸福点评着宝宝时，查房的新生儿科医师告知我家宝宝心脏听诊发现有杂音，建议做一次新生儿心脏超声检查，以进一步来了解宝宝心脏情况。我们两家可都没有患心脏病的，好好的宝宝难道有先天性心脏病？这消息简直如五雷轰顶，我近乎颤抖地将宝宝抱到B超室检查。

结果出来了，我拿着B超报告单看了半天，压根儿没看到"心脏病"的字眼，怎么会有心脏杂音，还是赶快找新生儿科医师问问。

报告显示，宝宝的心脏杂音是由动脉导管未闭合、卵圆孔未闭合产生的。

什么是动脉导管未闭合和卵圆孔未闭？医生介绍道：

在胎儿期，宝宝在羊水中，肺无呼吸功能，呈萎陷状，肺内无空气，不进行静脉血的氧合作用，同时肺内的血液循环阻力很大，依靠肺动脉根部与主动脉弓之间的生理性血流通道——动脉导管和左右心房之间的生理性血流通道——卵圆孔，维系着宝宝在宫内正常的血循环，使得胎儿的静脉血经脐静脉到达胎盘，在胎盘内与母体血液进行代谢交换后回到心脏，周而复始，维持胎儿的生命。

出生后，从婴儿啼哭开始，肺即膨胀充气，肺泡开始换气。随肺部呼吸功能的发育和肺血管的扩张，肺血管阻力明显下降，左右心房压力改变，流经动脉导管和经过卵圆孔的血液大大减少。由于肺循环的建立，动脉导管发生失用性萎缩而逐渐闭合，卵圆孔也关闭。大多数新生儿在出生 15～20 小时后功能性关闭。动脉导管于出生后 3 个月左右在解剖上逐渐闭合成为动脉韧带，若不闭合即称动脉导管未闭。卵圆孔一般在生后第一年内闭合。若大于 3 岁的幼儿卵圆孔仍不闭合即称卵圆孔未闭。动脉导管未闭和卵圆孔未闭均属先天性心脏病范畴。

医生告诉我们，我家宝宝目前情况属于动脉导管未闭合和卵圆孔未闭合，绝大多数的宝宝过上一段时间这两条通道会自然闭合，并要求我们好好呵护宝宝,做好随访,记得到 3 个月的时候再到医院找医生复查。看来,我们也不要特别担心,希望宝宝一切平安!

35. 宝宝卡介苗接种处皮肤溃烂正常吗

老婆马上要生了,我们选了当地最好的医院,为的就是让母子平安。可是没想到,住进医院第一天,就见到了一场"投诉"。

刚出生没多久的孩子,竟然因为在医院打疫苗,手臂上出现了一个脓疱!全家人都跑到医师办公室与医生理论。老婆也是个多事的人,让我去听听到底是怎么回事,生怕这事发生在自己身上。

后来风波结束之后,我才了解到事情的全貌。原来孩子在出生 24 小时后,在手臂上接种了疫苗——卡介苗。2 周左右手臂打针处出现了红色的小包,一个半月后,这小红包就慢慢变成了脓疱。怎么回事? 打疫苗感染了? 接种疫苗这事幸好我和老婆在孕妇学校都学过,所以知道这是个正常反应。

产科护士长又给我们安排了一次有关接种卡介苗的科普知识讲座。护士长深入浅出,诙谐幽默的讲解,让我们进一步认识了卡介苗。

卡介苗其实就是结核分枝杆菌,它被改造过的,所以没有了结核的破坏力,但是长得又像结核的样子,所以身体里面的抗体认识了卡介苗之后,第二次遇到真的结核杆菌,那就能一下子认出它来,并发动全身的"卫兵"去消灭它。

可为什么打针的地方会烂呢？其实也很简单，用俗话说就是"不打不相识"。抗体第一次见到卡介苗的时候，只有把他们消灭一次，才能真正地认识他们，才能真正起到保护的作用。这"打"的结果就是这"脓疱"。

而且护士长说，这脓疱到打完疫苗 10 周左右就会变成痂，最后掉下来，变成一个粉红色的小瘢痕，这个小瘢痕会逐渐变成肉色。这就是我们很多人左手手臂上面那个"小圆点"。其实我们每个人都经历过这样的过程。

护士长最后还告诫大家，接种卡介苗后局部有脓疱或溃烂时，不必搽药（如甲紫）或包扎，但局部要保持清洁，衣服不要穿得太紧，如有脓液流出，可用无菌纱布或碘伏棉球拭净，不要挤压，平均 2～3 个月自然会愈合结痂，痂皮要等它自然脱落。如超过 3 个月仍不愈合，应去当地结核病防治所检查。若为早产儿，如果家中没有传染来源，早产儿最好在出生 3 个月内再接种卡介苗，若体重已经超过 2 500 克，经医生检查发育正常的也可以接种。如婴儿年龄已超过 6 个月，或家里有肺结核病人，先做 PPD 试验，72 小时后再到当地社区卫生服务中心进行卡介苗补种。

（王玉环）

四、宝宝护理方法

36. 你会给宝宝洗澡吗

我家宝宝是个标准的小帅哥,每个人看了都爱不释手。从医院回来 3 天了,我们夫妻俩一直不敢给宝宝洗澡,因为担心在洗澡时宝宝受凉而感冒发热,只是草草地为他擦擦身子,现在的他快变成小臭臭了。

叮咚,叮咚,门铃响了,妇幼保健员来做产后访视了。她了解到我和老公的担心后对我们说:"宝宝新陈代谢特别旺盛,每平方厘米的皮肤上有上百个排汗的汗腺,这些汗腺帮助宝宝排出体内的污垢,而这些污垢常吸附空气中的尘埃和细菌,都要及时清除,否则会影响宝宝的健康,不利于体内的血液循环。除此之外,洗澡可使宝宝开心健康,更好地促进宝宝生长。但是给宝宝洗澡对于新爸爸新妈妈来说确实会有一些担忧,怕宝宝受凉,怕宝宝受伤,其实只要水的温度合适,掌握洗澡要领,就不用太过担忧。没有一个新爸爸新妈妈天生就会给宝宝洗澡,学学就会的。"听她一说,我有点不好意思,因为在住院期间我已多次观摩过护士为宝宝洗澡的过程。趁着妇幼保健员在场能实时指导的机会,我放下包袱着手给宝宝洗澡了。

我先将洗澡间的温度调节到 28℃ 左右,取掉手表、手镯、戒指等手上饰品,洗净双手,修剪指甲,准备好所有要用的洗浴工具,如有防滑带浴盆、棉质吸水性能好的大浴巾一块、小毛巾两块(一块洗脸部、一块洗臀部)。由于宝宝头发柔顺细软,肌肤细致柔嫩,而且比较薄,我选择了婴儿专用的无泪配方的洗发液、pH 值呈中性的沐浴露,还有润肤露、护臀膏、换洗衣服、尿布、75％酒精、消毒棉签等。

我先放冷水到浴盆里,然后再放热水调试。住院时,护士曾经告诉过我,用肘部皮肤测试水温,以不烫为好。

一切准备就绪,我给宝宝脱去衣服,去掉尿布,露出全身,用防水的肚脐贴保护好宝宝的脐孔不沾水。用左臂和身体轻轻夹住宝宝,左手托住宝宝的头部,并用左手拇指和中指从耳后向前压住耳郭,使其反折,以盖住双侧耳孔,防止洗澡水流入耳内。

第一步先洗脸。我用洗脸的小毛巾,从眼睛的内侧轻轻擦到外侧,再擦洗鼻子、口周及脸颊部,最后清洗两只耳朵及耳后。

第二步清洗宝宝的头部。先打湿宝宝的头发,取少许洗发液在右手心,将洗发液均匀抹到宝宝的头发上,然后轻柔地在宝宝的头上揉洗。护士曾告诉过我,有时宝宝头皮上会出现鳞状斑块,不要用指甲去抠,它会自动脱落。

第三步清洗宝宝的身体。待头发洗干净后,我的左手臂放在宝宝的颈肩部后面,并握住宝宝的左臂,然后将右手插入宝宝的右腿下面,握住他的左腿,慢慢地把宝宝放入浴盆,宝宝的肩部露出水面,下半身浸入水中,让宝宝取半躺半坐的姿势。我抽出右手,用浸湿的小毛巾轻柔地为宝宝清洗,从颈部开始,到腋下、上身、下身、会阴部、臀部。我尤其注意宝宝的颈部、腋下、臀部的皱褶处,因皱褶处极易隐藏污垢,清洗时都予一一打开清洗。

洗澡完毕将宝宝抱出浴盆时,我快速地用大浴巾将宝宝全身裹住擦干,这是防止宝宝洗澡受凉的关键一步。

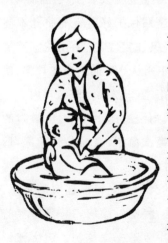

仅花了 10 分钟给宝宝洗澡,不仅使我家宝宝从臭臭变成香香的小帅哥,而且还让我受到妇幼保健员夸奖。妇幼保健员还告诉我,在洗澡时,妈妈通过眼神的交流、亲切的语言、轻柔的触摸,更能增进亲子间的沟通与感情(图 8)。

图 8 你会给宝宝洗澡吗

37. 如何护理宝宝脐部

我家宝宝是顺产,在我产后第三天,医生见我恢复得不错,就通知我可以出院了。我为能早点回家休养而感到无比的高兴。在家休养了几天,我的精力也慢慢得以恢复。我便开始为我家宝宝做些简单的事情,换换衣服,换换尿布等。

在一次我给宝宝换衣服的时候,我看见宝宝的脐部怎么有点黏糊糊的东西,是不是宝宝脐部感染了?我叫来了妈妈,她也摸不着头脑,不知道怎么回事。为了保险起见,第二天一大早,我与老公就把宝宝抱到医院找我的主治医师。医师检查完宝宝脐部后向我们介绍了宝宝脐部护理的知识和注意事项。

(1)脐带刚刚脱落的 1～2 天之内,脐窝看起来有点湿润,而周围的皮肤正常,并且上边的分泌物看起来有点像黄黄的凝状果冻,没有脓液,没有臭味,这都是正常现象。但要及时清理消毒,保持脐窝清洁干燥,否则脐窝很容易孳长细菌,轻者会出现渗血或脓液凝结,重者会出现脐部红肿、脓液渗出增多,组织腐烂而发展为脐炎。若细菌进入血循环,还可引起败血症而危及生命。

(2)新爸妈们要细心观察脐带,如果脐周皮肤红肿,这是脐炎的征兆,切不可自己买一些红蓝药水或消炎粉自行处理,要赶紧上医院。

（3）新生儿脐窝里经常有分泌物，分泌物干燥后能使脐窝和脐带的根部发生粘连，这时脐带表面看起来很干净，其实脐窝里可能积有脓液。有的母亲不敢触动脐带根部，仅在脐带表面擦拭是起不到消毒作用的。

我的主治医师特别负责，还找来了我住院期间的责任护士，让她再仔细的教一遍如何脐部护理。

责任护士告诫我们："脐窝的消毒并不复杂，我们只需要准备好浓度为75％的酒精和经过消毒处理的医用棉签这两样东西即可。宝宝洗完澡后，先将宝宝身上的水用浴巾擦干净，然后取医用棉签2支，蘸适量酒精进行脐窝清理消毒（图9）。消毒时，一手轻轻撑开脐窝，以顺时针方向从里至外稍稍用点力擦拭，一支棉签用完后再换另一支，千万不要反复使用，也不可以从外至内擦拭，这样会把细菌带入脐窝内部。擦拭完后，要稍微等几秒钟，让酒精自然

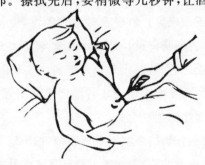

图9 脐部护理简单而重要

挥发干净,然后再为宝宝穿上干净的衣服。包尿布时,不要盖住脐部,因为宝宝的小便有可能会进入到脐窝中,使脐窝受感染。"

原来脐窝的消毒如此简单,却非常重要。我们不要做糊涂的家长而愧对宝宝噢!

38. 如何清理宝宝眼屎

"眼睛是心灵的窗户",我家宝宝有一双无比清澈透亮的眼睛,可就是宝宝的眼睛上总会出现很多眼屎,黄乎乎的。我不知道该如何给宝宝清理眼屎?嘿!我怎么没想到我的好同学——她可以说是一位资深的产科护士呢。

我打电话一咨询,方法很简单,照着老同学的方法我给宝宝清理了眼屎。

我先用流动水把自己的手洗干净,再用消毒棉球在温开水或淡盐水中浸湿,并将多余的水分挤掉(以不往下滴水为宜)。如果睫毛上黏着较多分泌物时,可用消毒棉球先湿敷一会儿,最后将湿棉球从眼内侧向眼外侧轻轻擦拭。

老同学还提醒我,清理眼屎的注意事项:

帮宝宝清理眼屎时,力气不宜过大,只要轻轻擦拭就可以,以免伤害宝宝眼睛肌肤。清洁工具应选用消毒过的纱布或棉签,用一次就扔掉。另外,不要在眼睛四周重复擦拭,这样会使宝宝眼睛感染细菌的机会大大增加。

假如宝宝眼屎的量少,只需每天给眼睛进行擦洗。如果眼屎相对比较多时,甚至粘住宝宝的眼睛难以睁开,就必须请教专业的医生,因为这有可能是眼部的疾病。如果不小心感染了结膜炎,眼泪就变成了黏液或脓性分泌物,这个时候仅仅清洁眼睛已经不够了,可以用适合新生儿用的眼药,包括眼药水、眼药膏进行局部的护理,眼药水每天可以滴3～4次,眼药膏涂2～3次。

有的新生宝宝眼屎较多或有流泪的表现,家长通常认为是宝宝"上火"所致,其实这是先天泪道发育障碍或新生儿结膜炎的炎性分泌物所致。先天性鼻泪管闭塞的宝宝常见的症状是溢泪,也就是说眼泪特别多,多数发生在出生后10天或稍后时间,在泌泪功能充分发育后开始流泪。如果是鼻泪管发育不良,妈妈除了勤给宝宝清理眼屎外,每天可用手在宝宝鼻梁处稍加按摩,可以帮助鼻泪管通畅。若是有黏液或脓性分泌物伴有异味,就要考虑是否有眼部感染,必须及时到医院检查、诊断和治疗。

如果宝宝一出生,眼睛上就有一层灰白色东西,那可不是眼屎,这层灰白色的东西医学上称之为"胎脂",胎脂是打娘胎里带出来的,是宝宝天然的护肤品,有保护皮肤和防止散热的作用,可以自行吸收,所以不能随便擦除。

39 如何清理宝宝鼻屎

这几天,我给宝宝喂奶时,总觉得宝宝喘不过气来,有时吃到一半就哇哇大哭,张着小嘴呼哧呼哧喘几下气似乎又没事了。这不,今天吃奶吃到一半小脸又得通红通红,似乎是被无形的手捏着鼻子给憋坏了。我赶紧把宝宝抱起来一边拍一遍哄,不一会儿,宝宝打了个喷嚏,鼻子里出来好多脏东西,有鼻屎,还有些黏糊糊的。宝宝的鼻子里可真脏。

可怜我家宝宝,鼻子就那么丁点大,这么多脏东西装里面,肯定把宝宝难受坏了,想来这与她吃奶不顺畅应该是有很大的关系。

我得把宝宝鼻子里的脏东西弄出来。我试着用我的小指抠,不行,无奈我的小手指再怎么小也比宝宝的鼻孔大。用我的眉毛夹去夹吧,我等宝宝睡着的时候,小心翼翼地开始行动了,但我只能夹掉我可以看得见的鼻屎。突然,宝宝头一转,差点戳到了宝宝的鼻子,太可怕啦!可是听着她呼哧呼哧的呼吸鼻音,我只能电话向住院部的护士们请教了。

知道电话去意之后,那边的护士耐心地解答起我的难题。初生宝宝的鼻屎常常是羊水和胎脂,还有可能是宝宝吐奶或溢奶时,奶从宝宝鼻腔出来后遗留下来的奶垢,应该及时处理。若不及时处理胎肪、奶垢等与吸入空气中的尘埃和固体微粒混合后变干,就较难处理了。

处理鼻屎时,可用棉签蘸一些凉开水和生理盐水,在宝宝鼻孔处打打湿,用拇指和食指放在宝宝的鼻翼处来回捏放,鼻屎可通过呼吸的作用而自行排出。或将宝宝带到明亮处,或用手电筒照射,将棉签蘸一些凉开水和生理盐水,轻轻地伸入鼻子内侧做顺时针旋转即可达到清洁的目的。

平时可以用棉棒蘸上少许凡士林等无刺激的油脂涂抹在宝宝的鼻前庭,每天 3～4 次,尤其是早晚和睡前,可让鼻腔前端油油的不干燥,这样不会有鼻屎了。这种方法不但可保护鼻腔,同时可使鼻分泌物不会粘在鼻前庭造成鼻屎。

当宝宝的鼻腔有脓性分泌物时,可能存在感染,要及时到医院检查治疗。

通过实践医院护士告诉的办法,我家宝宝的鼻腔比以前干净多了,每次睡觉也安稳了许多,多亏了护士小姐的指导和帮助啊!

40. 如何修剪宝宝指甲

自从久久得到她的小千金,天天抱着她不是哄就是逗,一会儿与她玩坐飞机,一会儿和她玩降落伞,小宝贝在她爸爸的怀里可开心了。突然间我看到久久的脸上多了几条细细的、红红的划痕,原来是被宝宝指甲划伤的。久久幸福地端详着她的小千金手指甲,又从镜子里瞧瞧自己的脸笑道:"小小指甲也真够厉害的,抓伤了她爸不要紧,可说实话,小姑娘可不能破了相噢!,嗯,是得剪剪指甲了。"

久久取了一把平时自己用的指甲剪,小心翼翼地给她家的小千金剪指甲了。我在一旁看得津津有味,这小宝贝的手指头可真是小,指甲就米粒那么大,可爱极了。正暗暗佩服久久剪甲的神功时,"哇"的一声小宝贝突然大哭起来,仔细一看,坏了! 小宝贝的手指尖上有一红点,指头被久久不小心剪破啦! 久久心疼得眼泪都快出来了。我想,婴儿剪指甲是不是有专用的指甲剪,给小宝宝剪指甲用大人的指甲剪真的很不合适。于是,我就讨教于同学的妈妈,因为她是一位很有经验的新生儿大夫。

同学妈妈告诉我,市面上的婴儿指甲剪是个不错的选择。这种指甲剪专门针对婴儿的小指甲而设计,安全又实用,尤其适合 3 个月以内的小宝宝。同时她还特意告诉了我一些剪指甲的注意事项和方法,防止剪指甲时伤到宝宝。

首先,宝宝的指甲每周需要修剪 1 次,因为不及时修剪,指甲长容易藏污纳垢,可能会导致细菌滋生,成为疾病的传染源。

剪指甲时可以让宝宝平躺在床上,大人身体支靠在床边,用胳膊固定,握住宝宝靠近大人这边的小手。如果大人是坐着,可以把宝宝抱在身上,使宝宝背靠大人,这样就可以同方向地握住宝宝的一只小手剪指甲,会很顺手。

剪指甲时,分开宝宝的 5 个手指头,重点捏住其中一个指头修剪,记住要一个一个来,不能抓着一排的手指,这样会很危险的。一般,先剪手指甲中间部位再修剪指甲两侧。因为这样会比较容易掌握修剪的长度,避免把边角剪得过深。剪好后还要用大人自己的手指沿宝宝的小指甲边摸一圈,进行一次检查,发现尖角就必须及时修剪。

经过同学妈妈的这么一教,久久再一次修剪小千金的指甲时就专业多了。照顾小孩子真是讲究,剪个手指甲都有这么多的讲究,可真长见识了。

41. 如何清理宝宝耳屎

一次洗过澡,我习惯性地给自己清理耳朵里的脏东西时,还不忘看着熟睡的宝宝。时间飞快,突然我意识到,宝宝出生到现在已经 1 个多月了,似乎宝宝降生到现在从未清理过耳朵!于是,我叫来老公合力用小手电筒给宝宝的耳朵做了个检查。乖乖!只见两只耳洞里堆满了耳屎!挖耳朵对于我自己来说是件很享受的事情,但是在我宝宝的身上,怎么做才安全可就伤透了脑筋。家里只有挖耳勺和棉签,挖耳勺太过坚硬,棉签又太粗,这么多的污垢堵住宝宝的耳朵,要是影响了宝宝的听力那可如何是好?而且脏东西的堆积会不会引起宝宝耳朵内的感染?这么多耳屎会不会让宝宝觉得不舒服,影响睡眠?没一会儿,我的脑子里就蹦出了好几个"会不会"。

看着宝宝的耳朵,真有点无从下手呢!

正当我们急得如热锅上的蚂蚁时,来看宝宝的表姐刚好为我们解决了这个难题。她可是五官科的医生哦!"其实,耳屎可以理解为宝宝的宝,一般情况下,只要宝宝耳朵不痛、不痒,听力好,耳屎是不必人工清除的。而且耳屎有它一定的作用,它可用来保护耳膜。因为耳膜非常薄,特别是宝宝的耳膜,比我们大人的更薄,覆盖在外面的耳屎就变成了天然的"保护膜",可以帮助阻隔强烈声音的冲击,并且宝宝的耳屎和细毛还能吸附空气中进入耳道的微生物和灰尘,使耳膜避免细菌的感染。还有一点,大家都会有小飞虫骚扰耳朵眼的经历,耳屎味苦,且属于油性,因此耳屎能抵挡小飞虫飞进宝宝的耳朵,让虫子对耳屎生畏。不过呢,耳屎太多了,结成了硬块,这样就会造成外耳道阻塞。如果这时候一旦耳朵进水,耳屎栓会自然膨胀,刺激耳道皮肤,也容易导致外耳道炎症,此时就应该彻底清理宝宝的耳屎了。"

"那该怎么清理耳屎呢?"

"首先呢,我们要洗净双手,用湿布将宝宝耳郭部分(耳洞之外的部分)擦拭干净;用干净的棉花签——记得先将棉花签的棉花头用手卷成稍微细长些,再插入宝宝耳朵不超过1厘米处,轻轻旋转,即可清除污垢。不过因为宝宝耳道狭小,肌肤细嫩,如果大人清理不当,很容易给宝宝的耳道及耳膜造成伤害。而且宝宝的感官很敏感，多数宝宝并不接受别人为他们的耳朵做过多的动作，会乱扭动头部，或干脆不配合，甚至哭闹，这时若一不小心会误伤宝宝耳膜。因此，如果真的需要清洁宝宝的耳朵，最好还是找专业的医生，家长还是少给宝宝挖耳朵。"

说完，表姐还给宝宝做了个初步的检查，宝宝的耳屎并没过多。看来，要注意清洁是没错，但是宝宝特殊部位的清洁还是要小心再小心！必要的专业人士咨询还是免不了的！

42. 宝宝发热怎么办

小宝出世才短短3天，还没出院回家呢，就已经让我受了两次惊吓了。刚从产房回到病房时，护士给小宝测体温只有35.8℃，说是体温过低，让一家人捏了一把汗。又是加被保暖，又是给他喂奶，他姥姥差点把热水袋都给用上了，结果当然是受到了护士的制止。虽然护士的态度是严厉的，但是出发点是端正的，解释是耐心细致的。总之，我当时最大的收获就是知道了宝宝的体温调节功能差，很容易受到外界因素的影响。争气的小宝过了2～3小时就达到了正常体温（新生儿正常肛温是36.2℃～37.8℃），也让全家人长舒了几口气。这会儿倒好，小宝突然很爱哭，吃得倒跟平时差不多，看着小脸蛋比平时更红扑扑的，摸着也很烫手，赶紧叫护士一量肛温居然有39.0℃！他居然发热了！

这一会儿低一会儿高的,还真让人束手无策!护士一边说房间温度太高了,一边准备去开窗户时,立即受到了小宝姥姥的制止,还一脸怀疑地看着护士说:"坐月子不能开窗户你都不知道? 一定还是个姑娘家,没生过孩子吧?"护士都被说脸红了,解释道:"阿姨,您这是老观念啦,现在我们提倡坐月子要定时开窗通风呢,再说现在小宝体温都这么高了,我想应该是环境温度太高引起的,您又把他包得像粽子,我把被子稍微解开点,看看等会体温会不会下来。"小宝姥姥将信将疑,但还是接受不了开窗户这个事。怀孕期间我在孕妇学校就听过科学坐月子的内容,虽然自己也接受过这些科学的教育,但就怕老人反对,现在好了,有了护士的铺垫,趁机也教育了一番小宝姥姥,最终我方全胜,窗户被开了道小缝。小宝姥姥还是不死心地问护士:"你确定窗户开了小宝体温就下来了? 真的别开窗户,给小宝吃点退热药? 都这么高体温了!"护士认为现在小宝除了体温高,其他的反应都好,就先采取物理降温,要是真的高热不退,或者反复高热,再查找具体原因,对症用药,毕竟是药三分毒。我也不想小宝过早地接触抗生素等药物,所以对护士的解释还是很满意的!

大约 1 小时,小宝的肛温 38.5℃,护士建议给小宝洗个温水澡。这回换我无法接受了:"什么? 洗澡? 都发热了还洗澡? 冻着了,体温更高了怎么办?"护士估计对这样的质疑已经产生免疫了,笑眯眯地说:"就知道你会怀疑我,其实给宝宝洗个温水澡可以帮助宝宝散热降温,而且刚刚宝宝出汗了,洗个澡也会让他觉得舒适,你放心好了,我会把浴室的温度调节好,保证不会让宝宝受凉,相信我!"耐心的解释,温和的语气,真诚的眼神,我还有什么理由质疑呢?洗完温水澡,护士还再三强调要让宝宝适当喝些温开水,我都一一照做。小宝的体温渐渐往下降了,而且也没有出现反复高热的情况,我一颗提着的心也慢慢放了下来。

43. 宝宝红臀怎么办

封小弯为"拉臭大王"一点不为过,几乎到了逢吃必拉的地步,吓得我跟弯爸带着小弯屁颠屁颠往医院跑。新生儿医生仔细检查后认为是母乳喂养的关系,认定小弯的臭臭是正常的,这才松了口气!接着,平均一天七八片的尿不湿无疑变成了俺们家的一大开支。精打细算的我只好舍弃名牌尿不湿,选择了廉价尿不湿,心想反正也要换得勤,横竖两三小时都是扔,能省就省省吧。

没过几天,小弯的屁股周围就出现红红肿肿的过敏现象,没文化的弯爸还非得说小弯的屁股长"青春痘"了。立马电话求救老姐,听我一番描述,被告知小弯十有八九得了传说中的红臀,也就是尿布疹了。但不是说只要让宝宝的臀部皮肤不要老是在潮

湿的环境里就不会得尿布疹的吗？我两三小时就换
一次尿布,而且每次大便后都把他屁股擦得干干净
净的,怎么还是不小心中招了呢？以前听母婴店的
人向我介绍过护臀膏,之前总自信地认为凭自己的
洁癖,我的宝宝是不会用上这玩意的。现在只好灰
溜溜地去买护臀膏给小弯抹上了。

　　护臀膏抹了两三天,但小弯的红臀却没见明显
好转。恰逢老姐来探小弯,她发现了我给小弯用的
尿不湿,用近乎夸张的口吻谴责我的生活品质怎么
如此低下,给宝宝用这样的尿不湿! 不比不知道,一
比还真是吓一跳,无论从棉质、柔软度、吸水性、透气
性来说,好坏尿不湿放在那里区别还真挺大! 莫非
是这尿不湿惹的祸? 老姐对我的疑问表示了肯定,
对我的无知表示了鄙视,更对小弯的无辜表示同情,
并对我今后的工作作出了重要指示:既然已经得尿
布疹了,使用棉布尿布的效果肯定比任何的尿不湿
都好,更要勤换洗,尿布一定要洗净并阳光晒干。为
了弥补我对小弯深深地愧疚,这些事再麻烦我也得
做! 而且不是正好初夏嘛,让小弯的屁股偶尔享受
享受阳光浴,应该也是件很美好的事情。

　　发现并解除了祸害,加上母爱及阳光的滋润,小
弯的屁屁渐见好转,又过了两三天,我们终于把小弯
屁股上的"青春痘"给赶跑啦! 现在,我可是个经验
十足的护臀专家了哦!

44. 宝宝皮肤长"痘痘"怎么办

　　经过好几个小时的阵痛,我终于将宝宝带到了这个世上。每天,我总是幸福地端详着她那可爱的一举一动,她是我人生最大的杰作,怎么都看不够。可是这才4天的功夫,我就发现宝宝的脸蛋、小屁屁和背上怎么突然长了几颗"痘痘"了,这"痘痘"呈鲜红色红斑,或大或小,有的红斑中央还会冒出一个小疹子,个别的还有白尖,过了1～2天不见了,但又悄悄地冒出。虽然宝宝不哭也不闹,但是这"此起彼伏""痘痘"实在揪心。妈妈责怪我孕期拒绝她的民间草药"解毒散"祛毒,婆婆埋怨我管不住嘴猛吃虾蟹海鲜而敛毒。难道是我不听老人言惹的祸?我再也忍不住了,恳求老公明天一定要带宝宝去看医生。无奈我刚生完宝宝行动不便,只好等在家里。我在房间里来来回回走了几十圈,看了无数次钟表之后,老公终于带宝宝回家了。

　　"快,快告诉我是怎么回事?"我赶忙迎上去,接过熟睡中的宝宝。

　　"没事,你别紧张,医生说没问题。"老公赶紧安慰我。

　　"怎么会没事呢!"

　　"别急!别急!医生说,这叫新生儿毒性红斑,有30％～70％的宝宝都会出现这种现象,是短暂性的皮肤病。正常情况下红斑1～3天后会自行消退,不会留下瘢痕的。"

听了老公的话,我悬着的心总算放下了一大半。

"宝宝出现这种现象,并不是孕妇体内火气旺,毒性大,未清凉解毒之故。可能是由于妈妈身体里的内分泌激素经胎盘或乳汁进入新生儿的体内,或因宝宝肠道吸收某种过敏的东西引起过敏反应的一种表现。另外,新生儿毒性红斑还与房间里的温度、宝宝穿着过多有关。房间里温度越高,宝宝衣服穿得过多,宝宝就越容易发生新生儿毒性红斑。自从你在家坐月子,妈妈一天到晚不让窗户打开,空气不流通呀。还好宝宝的衣服和尿布都是棉质透汗,否则会更严重。不过你这几天要适当少吃些如蛋类、豆类、海鲜等食物,辛辣的也尽量不要吃。"

"为了宝宝,哪怕天天让我喝清粥吃小菜都可以做到。那要不要治疗呢?药物会不会……"老公似乎早已知道我的心思,连忙说道:

"医生说,咱家的宝宝红斑不算多,不需要治疗。如果红斑增多,分布广泛就要去医院开药啦!"

"嗯,不用打针吃药就太好啦!这就去给房间通通风噢!"我如卸重担,一身轻松地走向窗户。

(王玉环)

五、宝宝健身

45. 怎么给宝宝抚触

我是一位 80 后的新手妈妈,很愿意去接受和学习一些新的育儿理念及护理方法,总是希望能给宝宝最好的护理,促其健康成长。通过杂志报纸知道了近几年非常流行宝宝抚触,它对宝宝的生长发育有很多好处。于是从宝宝出生第二天开始,我就一直坚持每天给宝宝做抚触,一直到现在,我的宝宝已经出生 2 个多月了,比起身边其他的孩子,吃得更好,睡得更香,生长得更苗壮,与我的感情也特别的亲昵。

回想当时第一次学习婴儿抚触仍然记忆犹新。记得是立冬过后的第一天,阳光格外明媚,刚刚恢复精神的我,躺在医院的床上却辗转难眠,以前就知道婴儿抚触对宝宝特别有好处,一直想给宝宝做抚触却不知道从何学。这时候,老公急匆匆地跑进病房,气喘吁吁地对我说:"晓阳,这儿的护士正在给婴儿做抚触呢,很多人在学,咱们也过去看看吧。"

我兴奋地从床上爬起来,在老公的搀扶下顾不得身上伤口隐隐作痛,直往前快走,生怕晚了不能学到完整的动作。终于到了婴儿抚触室,这时已经聚满了抱着婴儿的产妇和家属，大家都有序地排着队，不同与室外 0℃的寒冷天气，抚触室内温暖如春，很快就轮到了我的宝宝。护士抱过我的宝宝，把他放在一块铺着棉垫的平整的大方桌上，开始轻轻地给宝宝脱衣服。

我趁着这个时候，赶紧把心里很多的疑问向护士咨询。

"你好，我特别想每天都给宝宝做抚触，听说好处特别多，我回家能自己给宝宝做吗？"

"当然可以，你的想法很好，婴儿抚触的确好处很多，给婴儿进行系统的抚触，有利于婴儿的生长发育，增强免疫力，增进食物的消化和吸收，减少婴儿哭闹，增加睡眠；同时，抚触可以增强婴儿与父母的交流，帮助婴儿获得安全感，发展对父母的信任感。"护士的鼓励更加坚定了我的决心。

"我的宝宝今天才出生第二天，可以做抚触吗？以后每天可以做几次，还要注意些什么，您能再给我讲讲吗？"

"宝宝出生 24 小时后就可以开始抚触，每天1～2 次，每次 10～15 分钟，在宝宝进食 1 小时后.沐浴后或午睡及晚上睡觉前进行。宝宝不宜吃太饱或太饿，因太饱容易引起呕吐，太饿时婴儿易烦躁，不配合。如果在家里有条件让宝宝一边听轻音乐，一边抚触会更好。"

"在家里进行婴儿抚触,首先要控制好室温在
28℃～30℃,准备一瓶婴儿润肤油,记得要把自己的
手指甲剪短,以免伤害到宝宝,在抚触前一定要洗
手。"护士仔细的讲解着。

这时护士已经把宝宝的衣服脱好了,宝宝光着
的身子躺在垫子上,没有衣服的束缚,正舒服地挥动
着小手小脚。

护士一边倒了少许婴儿润肤油于掌心,双手涂
匀后轻轻在宝宝肌肤上滑动,一边说:"抚触的时候
注意手掌不要离开婴儿的皮肤,力度适宜,抚触开始
时动作要轻,然后逐渐增加压力,每个动作3～5次。
在抚触过程中,要密切观察宝宝反应,出现哭闹、肌
张力提高、肤色发生变化时,要立即停止抚触,好转
后才能进行。在抚触的同时,父母还要跟宝宝讲讲
话,唱唱歌,增加彼此的情感交流哦。"

我感谢地点点头,聚精会神地看着护士做的每
一个动作,还从老公那里拿来纸笔,认真地做着笔
记。只见护士先从宝宝的面部开始抚摸,一边做着
一边开始给我讲解具体动作:"首先,两拇指指腹交
替由下至上在两眉间轻触摸后,沿眉弓由内向外滑
行至太阳穴,再由前额中央向两侧滑行至太阳穴处,
重复3次。然后两拇指由下颌中央分别向外上方滑
行至耳前,宝宝的上下唇顺着护士拇指抚摸过后形
成一个漂亮的微笑。然后呢,左手放在婴儿头右侧

后脑勺部,抬高婴儿头离床2厘米左右,右手食、中、无名指指腹从婴儿头左侧前发际抚摸向后发际,由中向外依次推进,最后从耳上方滑向耳后,抚触右侧时换手,方法同前。每个动作重复3遍。接下来就是胸部的抚触了,两手食、中指指腹交替由胸部外下方,向对侧外上方滑动至肩部,在胸部划成一个大的交叉,要避开乳头。然后是腹部,两手交替从婴儿的右下腹开始沿右上腹、左上腹、左下腹方向做顺时针滑行,使被抚触部位呈开口向下的圆形,但要注意避开脐部。再接着,是四肢,左手握住婴儿左手,右手半圆形握住宝宝臂部,全面抚触肢体皮肤,从上至下滑至腕部,双手交换,重复上述动作。再用同样的办法,拇、食指在滑行过程中,做节段性用力挤压上肢肌肉,然后,再用拇指指腹由近至远抚触手掌、手背,最后用食、中指由近至远抚触每个手指。同法依次抚触宝宝右上肢、左下肢、右下肢。"

这时护士将宝宝轻轻地翻过来,使宝宝俯卧在垫子上,"不要忘了背部哦,以脊柱为中心,双手食、中、无名指指腹同时向外侧滑行,从上至下抚触整个背部。然后再从后颈部下方开始从上至下沿脊柱两侧滑行至臀部。两手食、中、无名指指腹在臀部做环形抚触。这样整个抚触就完成啦。"

宝宝仿佛格外地享受这种温柔的抚摸,抚触结束后,显得特别的安静和舒服。护士对我认真的态度也投来了赞许的目光。

虽然我的宝宝现在已经 2 个月大了,我仍然坚持给他每天做一次抚触,在我的带动下老公也能很熟练地给宝宝抚触了呢(图 10)

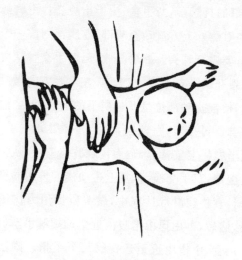

图 10 给宝宝抚触好处多

46. 怎么帮宝宝做被动操

最近新妈妈们都流行给宝宝做被动操,都说这被动操就像我们上学时要做的广播体操一样,能够帮助宝宝活动四肢,进行体能锻炼,促进全身发育。我家宝宝已经 1 个多月,该帮宝宝做被动操了。

第二天,我就抱着宝宝去了母婴保健中心,进了教室,发现地毯上铺着一米大方形的厚垫子,保健中心的王老师站在中间，指导我们把宝宝放在垫子中间，让我摘去手上的手链、戒指，并让我洗手，之后询问我宝宝什么时候吃过奶，如果刚吃过奶要休息1个小时才能做的，还好我的宝宝吃过奶已经有好一会了儿，可以放心地开始了。

教室里这时想起了一阵轻柔的音乐，王老师坐在婴儿模型前，开始指导我们进行被动操。只见老师把婴儿仰卧在垫子上，两手握住婴儿的小手，嘴上有节奏地念着一、二、三、四，随着节奏将婴儿的手臂从身体侧边左右分开举起，接着将两手臂前伸，掌心相对，然后上举，最后回到身体两侧。

我跟着王老师的动作照葫芦画瓢地重复了3次，宝宝似乎很开心，咯咯地笑了。

接着就是我们常见的扩胸运动了，我跟着王老师的动作，握住宝宝的双手，从身体两边左右分开，在胸前交叉，然后再左右分开，最后还原。同样重复3遍后，王老师说："下面我们要给宝宝活动下小脚，大家把宝宝的脚踝握住，把宝宝的两只腿抬起来和地面成45°角，然后左脚屈曲位于腹部上方，最后把脚放平，下面用同样的方法换成右脚屈曲到腹部，大家要跟着我的拍子一、二、三、四做。"

王老师讲得清楚仔细，我学得也特别快。"下面是腿部的运动，这个特别简单，先将宝宝的左腿抬起与地面垂直，然后放平，同样方法换成右腿。"

以上都比较简单,王老师说下面的会难一点儿,就是要给宝宝做翻身运动,只见王老师将婴儿手臂放在身体两边,双手握着婴儿手臂,嘴上喊着一、二,拉住婴儿左手臂轻轻将身体向右翻,三、四,又翻回来,再次一、二,拉住婴儿右手臂轻轻将身体向左翻,三、四,再翻回来。

虽然看着动作挺大,但是宝宝反而都不闹不哭,显得格外兴奋。

"将宝宝的左右手臂,左右腿分别按次序举起45°角,重复3遍,这是最后的动作,我们给宝宝做个放松动作就结束了。"

一直以为婴儿被动体操很难学,但是学习下来,发现其实很简单,回家后可以每天给宝宝做几次,王老师还告诉我们,每次不要太久,不要超过30分钟。我希望坚持做下去以使宝宝更加健康地成长。

47. 怎样了解宝宝冷暖

婆婆总是用传统的观念来做事情,我知道带宝宝很辛苦,我非常感激她对宝宝和我的细心照顾,只是有些以往陈旧的观念和做法与科学相反,我花了不少心思才让她明白并改正过来。

就比如宝宝穿衣服这件事,她总觉得让宝宝穿得越暖和越好,宝宝就不会生病,但是她给宝宝穿的衣服不是一般的多。一次我抱着喂奶时,宝宝脖子湿哒哒、小脑门汗涔涔、小脸红扑扑的。看宝宝热得难受，忍不住给宝宝脱了件外套。这时，婆婆瞧见宝宝有件外套没穿，就赶紧拿了一条毛毯来给宝宝披上，还带点责备的语气说："给宝宝就穿这么点衣服，冻着了怎么办？"我说宝宝满身是汗，太热了也会难受，可是婆婆的执着让我无法说服她，只能趁我婆婆忙别的事情的时候，把毯子掀开一点儿。

没过多久，我所担心的事情发生了，宝宝的脖子和身上长出了一片片的皮疹，他总是哭闹，不停地扭动小脖子，我真是有苦说不得啊，婆婆见了也觉得情况不妙，一家人抱着宝宝去了医院请教了儿科的医生，医生给宝宝开了点外用的药水，告诉我们这是宝宝太热被捂出痱子啦！并且反复叮嘱我们要适当地给宝宝减掉些衣服，这时婆婆才意识到自己原本的观点似乎有些不对，于是婆婆仔细看了医生给的健康宣教册。原来宝宝对环境温度的要求比大人高多啦，环境温度过高可引起宝宝发热，过低则引起宝宝体温不升。要了解宝宝的冷暖，最简单的方法是：①测量宝宝的体温（腋下或颈部），宝宝的正常体温是36.5℃～37.4℃。②检查宝宝的颈部是否温暖。宝宝的手足因为末梢血液循环还不像大人那么好，都会稍稍偏凉，所以穿衣冷暖是摸宝宝颈部，而不是摸宝宝的手足。如果宝宝的手发热或有很多汗液，那就说明小孩穿衣过热或发热了。因此，随着室温的变化,应注意观察室温及衣被是否适宜,及时增减衣服。当然宝宝衣服最合适的面料是棉质,样式要简单,以便于穿脱,颜色也以浅纯色为宜。合理的穿衣方法应该是:小孩 1~2 个月,比大人多穿一件衣服;3~4 个月,穿得和大人一样多就可以了。衣裤过紧、过厚会限制宝宝运动和发育,而且不利于排汗、透气,遇到凉风或冷空气容易引起伤风感冒。

看过医生后的几天,宝宝明显的"瘦"了许多。很快,宝宝身上的皮疹消失不见了。看来,还是医生的话更管用啊!

(曹淑华)

六、产后检查

48. 新妈妈需做什么检查

坐完了月子,全家一大早就到医院,尽管是明媚的 3 月,我还是被老妈裹得严严实实,宝宝更是裹得像粽子一样被捧在丈夫的怀里。挂号,排队,等待,议论,谈笑,加上循环播放的健康宣教片,整个候诊室好不热闹。由于有家人的全权负责,我便找了一个位置观看电视宣教片来打发候诊时间。原来新妈妈和宝宝产后 42 天检查还有这么多的讲究和意义。

(1)体重测量:它可以监测新妈妈的营养摄入情况和身体恢复状态,时刻提醒新妈妈不要为了"骨感美"而导致摄入营养不均衡或不协调的运动危害身体健康。月子里常会体重增加,如果发现产后体重增加过快,就应适当调整饮食,减少主食和糖类的摄入,增加含蛋白质和维生素较丰富的食物,同时应该坚持锻炼,增加活动量。如果体重减的速度过快也要引起注意。一方面加强营养物质的摄入,以助于身体的恢复,保证奶水质量。另一方面可考虑进行代谢系统的检查。称体重的最佳时间是午饭后 2 个小时左右,此时体重值最能体现身体状况。

(2)血压测量:如果妊娠期有高血压,42 天检查时应测量血压,正常血压应该在 140/90 毫米汞柱以下,如果高于此值,要到内科检查是不是已经发展成为高血压病。测血压前要稍微休息 10～15 分钟。测血压前 30 分钟内最好不要进食,也不能憋尿,尽量避免紧张、焦虑、过冷、过热等情况。这样测出的血压才能反映真实情况。

(3)妇科检查:能了解子宫复原、会阴和阴道的裂伤或缝合口、子宫颈口恢复、骨盆底肌肉托力、双侧输卵管及卵巢、产后恶露等情况。在进行妇科检查前(至少 3 天内)最好不要进行阴道冲洗,也不要使用阴道药物,因为这样会把一些可能存在的潜在病变细胞冲洗或覆盖掉,影响检查的有效性。另外,妇科检查前必须排空膀胱,大便干燥或排便困难的应提前一天服少量泻药促进排便。因为膀胱位于子宫前方,直肠位于子宫后方,如果不能将其中废物清理干净,会干扰检查结果,甚至误将其当作盆腔包块。经由双合诊及超声波检查同时进行,诊断效果最好。

(4)腹部检查:对于剖宫产妈妈,剖宫产会对腹腔内器官带来非正常干预,复位较正常生产分娩要困难,同时要检查伤口愈合情况,是否有感染、血肿等。医生可以通过望诊、触诊予以了解,若协同超声检查更为准确。

(5)血、尿常规和血糖检查:新妈妈刚刚生下小宝宝,身体的解剖结构、生理系统及免疫系统处于恢复变化期,非常容易引发感染。通过血、尿常规检查可以检测新妈妈身体各个系统的情况。不要以为血常规检查只是在检测血液病时才需要,其测量数据也是其他系统疾病进行诊断和鉴别诊断的重要依据。同样,尿常规检查也是临床最常用的检查方法之一,可以直接、迅速地反映泌尿系统的情况。尤其对于妊娠时有妊娠高血压综合征、尿中有蛋白等异常情况,新妈妈就更不能忽视这两种检查了。检测血常规不需要空腹,当然,如果能在饭后2个小时后进行会更好。在进行尿常规检查时,如果没有尿意,可以多喝些水,不需要晨起第一次尿,但最好留中段尿,以避免白带污染而影响检查结果。若新妈妈在妊娠期有血糖不正常,此时要行糖耐量试验重新评估血糖情况,看是否有真性糖尿病。

(6)如果伴有其他脏器疾病,还需要到相关科室进行检查。

快轮到我了,我得先上个厕所。我已称好体重,惴惴不安来到了医生面前。医生熟练地为我做了全面的检查后微微向我点点头,"一切检查正常,请不要忘了避孕"。早先我已从我的闺蜜那里得知,许多新妈妈误认为哺乳期不来月经可以不避孕,其实按照女性正常的生理规律,是先排卵而后来月经,产后2个月有50%以上的新妈妈恢复排卵,我的闺蜜已失手一次,从而告诫我不要重蹈覆辙,产后一旦恢复性生活,应立即避孕。哺乳期最好选择工具避孕,避免药物避孕,因为药物避孕会影响乳汁的质量,可能对宝宝健康产生不利影响。

49. 宝宝需做什么检查

新妈妈体检一结束,我们全家前呼后拥到了儿保科,宝宝又有什么项目要体检呢?正巧,遇到了一帮实习医生,带教老师征得了我们夫妻俩同意,向学生们逐一讲述了新生儿体检项目和临床意义。

(1)肤色:出生后2周如果黄疸没有消退,要考虑是否存在肝炎综合征、血型不合、G-6-PD缺陷(也称蚕豆病),以及是否存在母乳性黄疸等,应该给予进一步的检查。

(2)头围测量:正常足月新生儿的平均头围为34厘米,如果头围过大或过小,要考虑是否存在小头畸形和脑积水等情况。特别是发现婴儿头围过小要警惕小头畸形的可能,这种畸形的最大危害是伴有智力发育障碍。由于婴儿之间的个体差异,同月龄婴儿的头围大小并不完全相同。

(3)体重:体重能够衡量新生儿的体格发育和营养状况,满月后宝宝正常体重增加约800克,如果增加体重低于500克,可能宝宝喂养不足,超过1 000克说明宝宝喂养过多,这两者都要引起家长重视。

(4)心、肺听诊:再次了解心、肺功能,尤其心脏听诊,避免漏诊心、肺异常情况。

(5)肝、脾触诊:了解有否肝脾肿大。

(6)脐部:大多数脐带在出生后 10 天内自然脱落,如果脐轮皮肤发红或伴脐窝有异常分泌物,可能得了脐炎,应及时治疗。

(7)阴囊:若为男宝宝,检查此处非常重要,可以了解是否有鞘膜积液和隐睾。初生婴儿的鞘膜积液常在 2 岁前自行消失,故不急于进行治疗。同样,发现宝宝存在隐睾,可观察一段时间,不必急于手术治疗。一般男婴出生后 1 岁内睾丸的下降过程尚未停止,1 岁后如果还未下降的话就不会再下降了,这时应做相应的手术。

(8)髋关节:髋臼发育不良及关节韧带松弛,以及胎儿在子宫内胎位异常,承受不正常的机械性压力,影响髋关节的发育等,都会引起先天性髋关节脱位。本病的预后关键在于早期诊断,强调早治疗。婴幼儿期治疗效果最佳,年龄越大效果越差,一般认为 2～3 岁后治疗,即使非常成功,到 35 岁后将发生髋关节痛,因此强调新生儿普查,及时诊治获得痊愈。

Yeah! 我家宝宝和我一样,健康达标。更难得的是,今天我们夫妻俩充当一次编外医学生,了解到了这么多医学知识。原来,通过检查不仅可以了解婴儿的生长发育情况是否达到健康标准,还能及时发现新问题,并能及时得到医学指导。新生宝宝满月后随同母亲到医院做一次详细的全身检查是多么重要啊(图11)!

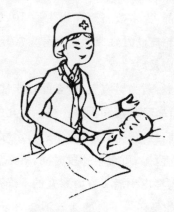

图11 宝宝体检可发现一些健康问题

(王玉环)